从抑郁到治愈 百问百答

李凌江　主审

司天梅　张　进　主编

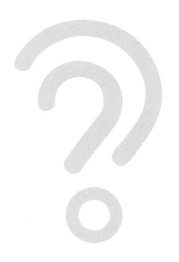

 科学技术文献出版社
SCIENTIFIC AND TECHNICAL DOCUMENTATION PRESS

·北京·

图书在版编目（CIP）数据

从抑郁到治愈百问百答 / 司天梅，张进主编. —北京：科学技术文献出版社，2022.9
（2024.4重印）

ISBN 978-7-5189-9487-8

Ⅰ.①从… Ⅱ.①司… ②张… Ⅲ.①抑郁症—诊疗—问题解答 Ⅳ.① R749.4-44

中国版本图书馆 CIP 数据核字（2022）第 151946 号

从抑郁到治愈百问百答

策划编辑：袁婴婴　　责任编辑：帅莎莎　袁婴婴　　责任校对：张吲哚　　责任出版：张志平

出　版　者　科学技术文献出版社

地　　　址　北京市复兴路15号　　邮编　100038

编　务　部　（010）58882938，58882087（传真）

发　行　部　（010）58882868，58882870（传真）

邮　购　部　（010）58882873

官 方 网 址　www.stdp.com.cn

发　行　者　科学技术文献出版社发行　全国各地新华书店经销

印　刷　者　北京虎彩文化传播有限公司

版　　　次　2022 年 9 月第 1 版　2024 年 4 月第 3 次印刷

开　　　本　710×1000　1/16

字　　　数　158千

印　　　张　12.75

书　　　号　ISBN 978-7-5189-9487-8

定　　　价　68.00元

编委会

主　审　李凌江

主　编　司天梅　张　进

编　者（按姓氏拼音排序）

　　　　陈　俊　李晓白　刘忠纯　秦小明

　　　　司天梅　王春雪　姚志剑　张　进

　　　　张　玲　张　燕

序

虎年春节，应邀为《从抑郁到治愈百问百答》写几句序。

依我拙见，写序的一般都是大师级的人物。大师嘛，就能随心所欲，说啥都行，此刻的序只因大师而亮彩。我不是大师，不敢随便写序，但当作者把此书的草稿放在我面前的时候，我竟然鬼使神差地答应了。我后来回想，应该至少有三点原因。第一，抑郁症是我多年来重点的临床研究领域之一，临床和科研工作中每日沉淀的困扰和感悟让我对它有一种格外的偏爱。第二，这本书的主编很有特点，一位是北大的司天梅教授，她是我很敬重的中国著名精神医学家与朋友；另一位主编张进老师则是一位曾经患过抑郁症的新闻人，痊愈后自渡渡人，致力于帮助抑郁症患者，乐此不疲，令人肃然起敬。我们大家都知道，科普是一件特别重要而又难做的事，要三言两语把一个科学现象讲明白，还要通俗易懂，实属不易。科学家说事往往很理性，很讲究，但很难有趣；文学家文笔丰富，写来可能有趣，但不一定懂每个专业的科学规律。因此，一部由思维严谨的医生与文笔精彩的文人共同主编出来的科普书，应该是一本有趣而又具有科学基础的"医文夜话"。第三，这本百问百答的194个问答据说来自对600名患者与家属的调查和多名医学专家的建议。果真如此，那此书不但文字读来有趣，内容也很贴近读者。

抑郁症作为最常见而且疾病负担居首的情绪障碍，科学界对它的认识还很有限，而公众对抑郁症的认识更是困惑甚多。例如，很多人都有过抑郁，为何我的抑郁是病理性的呢？我的日子过得很顺利，为何也会得抑郁症呢？

药物治疗、电疗会把我治傻吗？我这种状态反反复复，能治好吗？从目前精神医学的角度看，抑郁虽然是人类常见的情绪，但当你的抑郁变得持续或无时不在，严重损害了你每日的生活，困扰着你，包围着你，无论你怎么挣扎也无法摆脱，甚至夺走了你生的欲望，这种状态就是病了，就需要医学专业的帮助了，因为专业的帮助与规范的治疗，是完全可以帮你从"情绪的深渊中"走出来的。

人们常说"感同身受"这个词，作为一个行医四十余年的精神科医生，我接诊过无数患者，但我仍觉得除非你亲历，否则一个人其实很难对另一个人的体验感同身受。我读过一位英国抑郁症患者马特·海格写的自传体书《活下去的理由》，其中他对抑郁状态的描述是，"你看不到希望，你没有未来，隧道尽头没有光，好像两端都被堵上了，而你被困其中"，而当作者经历过艰难的治疗后，他的感受是，"当你身处深渊底部时，永远都不会有清晰的视野。其实，隧道尽头真的有光，乌云背后也总有一线曙光，文字有时候可以让你自由……"我想，马特·海格的描述与经历也许比任何著名的医学家写出来的答案更能让抑郁症的读者感同身受并增强其治疗的信心，因为前头真的有光，只要你在医生与家人的帮助下迈出深渊，坚持前行！

我们应该快乐，因为抑郁是可以消散的，阳光就在前头！

此为序！

中华医学会精神医学分会主任委员

《中国抑郁障碍防治指南（第二版）》主编

李凌江

2022年春于湘雅

前言

　　此抑郁症患教书籍终于快要出版了，这是一件令人高兴的事，因为患者太需要这样一本全面系统的抑郁症科普手册了。

　　抑郁症是一种非常复杂的疾病，病因不明，病程漫长，个体差异大，且病情与患者所处环境密切相关。这些因素决定了治疗抑郁症，一定要患者本人参与其中。现实中，很多人糊里糊涂得了抑郁症，却无法在不知不觉中好起来。如果自己对抑郁症缺乏了解，只是被动地接受治疗，即使症状暂时得以缓解，将来也有复发的危险。

　　十年前，我也是一位抑郁症患者，至今我还能回忆起患病之初的迷惘、慌乱和绝望。最开始，我不知道自己病了，在长达一年的时间里，各种抑郁症状相继出现，我却茫然不知，耽误了病情；其后，当症状发展，我逐渐失去工作能力不得不就医时，也不知道如何去看病。记得第一次去医院，医生说我是抑郁症，却对其没有更多的解释。我手捏着药方，像行尸走肉一样在人流中游荡，不知道抑郁症是什么意思，不知道该不该吃药，也不知道药该怎么吃，吃了后会怎么样。转了几圈，最后也没有拿药，茫茫然离开了医院。后来，我在《渡过》中概括的抑郁症患者的"四无"——无知、无助、无奈、无望，就来自我当初的真切感受。

　　正因为此，当我从抑郁症中走出来后，出于对疾病的好奇，也出于责任心，我开始研究抑郁症，想搞清楚折磨了我一年多的怪病到底是怎么回事；并想把我的心得告知同病患者，让他们少走弯路。于是，从2013年到2019

年，我先后写了四本《渡过》，并以此为起点，开始了我的"第二人生"——科普抑郁症知识，为患者和家属建立互助康复平台，探寻解决抑郁症的完整方案。

但是，回过头看，我的抑郁症科普之路更多是出于个人体验和实践。因此，这次得以和诸位专家一起编辑出版这本患教手册，我感到非常荣幸，在此过程中，我也获益良多。

整体而言，我觉得本书有两大特色：①内容完整而丰富，涵盖了抑郁症相关所有重要方面，强调三维症状控制和全面功能恢复，对患者来说是一本小型百科全书。②以患者为中心，全书4个章节的内容都是在患者需求调研的基础上，解答患者的疑惑，鼓励患者与医生建立医患联盟，且文字通俗，实操性强，这对于提升患者治疗依从性、实现更好的治疗效果，能起到很大的作用。

除此之外，我还希望本书的读者不局限于抑郁症患者和家属。目前，在世界范围内，抑郁症发病率普遍上升，抑郁症不仅是一个医学问题，更在成为一个不可回避的社会问题。未雨绸缪，关注自己的精神健康，是每个人毕生的功课。这是本书的另一重要意义。

最后，我还想客观陈述一个事实：作为第一版患教手册，本书必然存在诸多局限性。抑郁症这个话题不仅庞大，而且敏感，试图用一本科普手册把抑郁症的复杂和微妙都说清楚，是一个极难完成的任务，故此有些内容只能点到为止，也难免存在一些错漏之处；而书中的治疗建议，更多的是一般性描述，如果患者要寻求个性化治疗方案，还是要到医院寻求专业医生的帮助。纵向来看，目前这项工作只是一个开始，只要患者有需求，将来我们会继续组织医患沟通，提供更完善的患教内容，以期实实在在帮到患者。

"渡过"平台创始人

张进

目　录 CONTENTS

第一章　直面抑郁

三、发病原因

四、常见问题

第二章　相信专业的力量

一、抑郁症的诊断与鉴别诊断

第三章　自我管理至关重要

一、抑郁症患者康复指导

（一）情绪与压力管理

（二）症状管理

第四章　家庭/亲友支持不容忽视

第五章　患者故事

附　录

一、资源中心

二、常用自评量表

三、常用抗抑郁药物

第一章

直面抑郁

1

一、疾病定义

1. 什么是抑郁症？

抑郁症在临床上是一种以显著而持久的情绪低落为主要表现的心境障碍，具有反复发作的特点，常表现为情绪低落、兴趣丧失、悲观绝望、思维缓慢、自责自罪、睡眠障碍、食欲减退等，严重者可出现自杀的观念或行为。如果符合抑郁发作标准，症状持续时间至少2周，有明显的情感、认知和自主神经功能改变，显著影响社会功能，并排除了其他疾病，抑郁症在医学上诊断就可以成立。

每个人都会间断地有不开心的时候，面对生活、学业、工作中的种种变故，有情绪上的反应，感到悲伤或失望，这些都是自然的人类情感变化，甚至可以说是人类在长期进化中获得的生存策略或自我保护机制。但是，如果当初的诱因已不再明显，这样的情绪仍然持续，在几周、几个月的时间里反复出现且很强烈，甚至还出现睡眠或食欲等方面的问题，明显影响了正常的学习、工作、社交和日常生活，自觉痛苦而无法摆脱，就需要警惕是抑郁症。

2. 如何区别抑郁情绪与抑郁症？

抑郁情绪不同于抑郁症，两者的发生原因、表现、持续时间和严重程度不同。

有抑郁情绪不一定就是有抑郁症。抑郁情绪是正常的情绪表现形式之一，它一般由一定的外界客观因素导致，而且情绪的波动与遇到的压力或应激成正比。当生活中遇到不顺心的事情时，出现抑郁情绪是人正常的情绪反应，通过自身调整或他人帮助，绝大多数人都能很快从这种抑郁情绪中走出来。

　　抑郁症则是一种常见的心境障碍（或称情感障碍、情绪障碍）。如果抑郁情绪持续时间很长，最初引发抑郁情绪的社会心理因素已经消失，抑郁情绪还持续存在，或严重程度与诱因的严重程度不一致，有明显的情绪低落、对什么事情都提不起兴趣、精力不足、感受不到任何乐趣，还伴有食欲、体重、睡眠、性欲等方面的问题，持续时间2周及以上，那就很有可能是患上了抑郁症。抑郁症不经过规范的治疗很难自行缓解，甚至可能导致灾难性的后果。一旦抑郁的情绪发展到疾病状态，一定要及时寻求专业的医疗帮助。

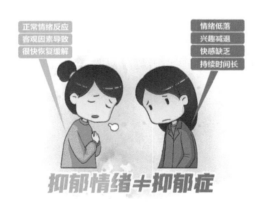

3. 抑郁症是精神层面的疾病还是躯体层面的疾病？

　　广义的精神层面的疾病是指感知、思维、行为、情绪的异常，给患者带来痛苦或社会功能损害。抑郁症在学科划分上属于精神层面的疾病，不过其核心病理改变涉及大脑功能、神经递质、神经内分泌、自主神经功能的异常变化。抑郁症患者会出现精神状态抑制的表现，以显著而持久的心境低落、兴趣减退、精力体力不足为主要临床特征，患者情绪的消沉可以从闷闷不乐到悲痛欲绝，甚至可能有自杀的企图或行为。

抑郁症也常常伴有躯体症状，包括食欲下降、体重变化、失眠嗜睡、性欲减低等，有时还可能表现为消化系统、心血管系统的不适或不同躯体部位的疼痛，这些可能是部分患者求诊过程中最关注的诉求。由于体格检查和相关辅助检查通常不能发现典型躯体疾病所表现出的"结构性"或"器质性"改变特征，抑郁症的躯体症状和相应躯体疾病之间的鉴别诊断有时比较困难，需要专业人士的帮助，这也是有些患者被误诊而延误治疗的原因。

4. 抑郁症常见吗？

抑郁症是一种严重危害人类健康的疾病，与高血压、糖尿病等慢性疾病一样，在现实生活中抑郁症患者随处可见。世界卫生组织数据显示，抑郁症全球患病率约为4.4%，患者数量高达3.5亿。2019年中国精神障碍调查数据显示，我国成人抑郁症终生患病率为3.4%。

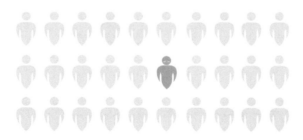

根据我国抑郁症患病率数据推算，每30个人中就会有1个人在其一生中的某个时间与抑郁症不期而遇。

二、症状与表现

5. 抑郁症的主要临床表现有哪些？

　　抑郁症的主要临床表现包括核心症状及其他相关症状。其中核心症状主要为情绪低落、兴趣减退或丧失及精力缺乏，还常伴有其他认知、生理及行为症状。通常可以将抑郁症的主要临床表现归类为情感症状、躯体症状和认知症状3个维度。

　　抑郁症患者在情感上常表现为情绪低落、兴趣减退、愉快感缺失、自责自罪、缺乏自信、悲观、无价值感、有自杀或自残的想法或行为。很多抑郁症患者对身边的人或事提不起一点兴趣，在日常工作、生活享受和天伦之乐中都体会不到快乐，行为退缩。在躯体上常表现为身体疲乏、疼痛、体重减轻、食欲减退、睡眠障碍等异常。有的患者会感觉动力不足，做任何事情都很累，提不起劲。在认知上常表现为思维迟缓、注意力不集中、记忆力减退、执行功能下降、犹豫不决、无法同时做多件事情等，影响日常的工作、学习和生活。

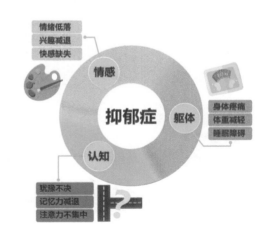

　　实际上，每个抑郁症患者的心理感受可能都不一样，有的症状一时无法准确描述，但在就诊时需要对医生坦诚、全面地诉说自己的症状或痛苦，这样有助于及时得到专业的帮助。

6. 抑郁症患者一段时间状态特别不好，过了这段时间状态又恢复正常，这是为什么？

首先，抑郁症的临床表现和疾病发展有很大的个体差异，有的患者抑郁症状是间歇发作而不是持续的，有的患者呈现季节性发作。当抑郁症状未发作时，患者会感觉自身状态恢复正常。

其次，抑郁症比较容易复发。大部分抑郁症患者通过治疗，症状得以缓解，但依然存在较高的复发率，这是疾病的性质所决定的。

最后，抑郁症状反复出现、忽好忽坏，可能与治疗不规范和不良心理社会事件有关。例如，服用抗抑郁药物后病情稍有改善便擅自减药、停药，没有坚持规律服药；遇到不良心理社会事件（如压力、打击、突发意外等），这都有可能导致患者病情复发或波动。

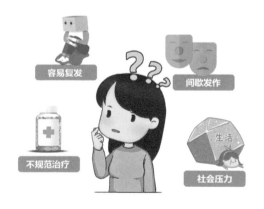

7. 抑郁症患者的兴趣减退、快感缺失有哪些表现？

兴趣减退和快感缺失是抑郁症的核心症状。抑郁症患者的兴趣减退，表现为对过去非常喜爱的各种活动兴趣显著减少甚至丧失，没有精力也没有动力去参加这些活动，严重者还会表现出对所有事物都失去兴趣。快感缺失是指患者体验快乐的能力下降，不能从日常的活动中体验到乐趣。即使是做以前很喜欢的事，也体会不到任何快感。

抑郁症患者通常会在某一件事上同时表现出兴趣减退和快感缺失，如曾经很喜欢某类活动，现在却一点兴趣都没有，主观上不想去参加，有时可能会勉强参加，但是从这些活动中体验不到以前的愉悦感，感受不到任何快乐，参加活动的主要目的是为了打发时间而不是获得快乐，甚至有些人还会觉得参加活动是一种负担，常常有意回避一些社交场合。

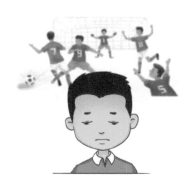

8. 抑郁症患者的情绪低落或悲伤与普通人的悲伤有什么区别？

普通人的悲伤是一种正常的情绪反应，而抑郁症患者的情绪低落或悲伤则是一种病理的情绪体验。抑郁症患者的情绪低落或者悲伤与普通人的悲伤有着明显的区别，主要有以下几点。

（1）产生的原因不同。普通人的悲伤通常是由某些具体事件引起的，如痛失所爱或对工作的失望等，而抑郁症患者的情绪低落或悲伤经常无缘无故出现，或者与受到的刺激不相匹配，缺乏客观原因，患者自己也不知道到底为什么会这样。

（2）持续的时长不同。普通人的悲伤情绪一般有一定的时间限制，通过自我调节或受外界事物的影响，会走出悲伤，重新保持心理平衡。而抑郁症患者的情绪低落或悲伤则会持续较长时间，症状很难通过自我调节或因外界影响而减轻。

（3）出现的频繁程度不同。普通人的悲伤情绪是由具体的事情引起的，只有在事情发生后才会出现，而抑郁症患者情绪低落或悲伤并非每次都基于具体事件，且这种状况还会反复发作。

（4）严重程度不同。普通人的悲伤大多只会影响到当事人的情绪，通过自我调整和他人的帮助，悲伤情绪很快会得到缓解。而抑郁症患者的情绪低落或悲伤则会影响到正常的工作和生活，也很难通过自我调整或周围人的帮助走出来，社会功能受损严重。

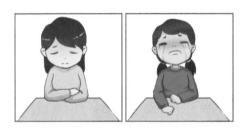

9. 抑郁症患者常会感到自卑、自责，这正常吗？

一个人的想法决定了他的内心体验和反应。抑郁症患者总是对自己做出不合逻辑的推论，用自我贬低和自我责备的思想去解释所有事情，如常常自我评价过低，过分贬低自己的能力，以批判、消极和否定的态度看待自己的过去、现在和将来，觉得自己没有价值，不值得被爱，不值得被尊重，做事情缺乏信心，总担心自己做不好等。同时，抑郁症患者往往伴有强烈的自责、内疚感，会因既往的一些轻微过失或者错误而过度责备自己，认为自己的一些行为令人感到失望，严重时可能出现自罪或罪恶妄想，甚至有轻生观念和行为。

自卑和自责是抑郁症发作期的常见表现，需引起高度重视，及时寻求治疗，而不是简单地把它当成是患者性格胆小、不自信或面对困难自暴自弃，通常需要药物治疗结合心理治疗，纠正患者不合理的认知模式。通过规范治疗后，患者自卑和自责的情况会减轻或消失。

10. 有些抑郁症患者为什么每天都有情绪低谷期？

如果抑郁症患者抑郁程度比较严重，会出现持续数周、数月甚至更久的情绪低落，一般有晨重暮轻的特点。也就是说，即便在短短的一天里，患者的抑郁情绪也会随着时间的推移而变化，其情绪低落在清晨最为明显，有些患者甚至无法顺利起床，连简单的洗漱和穿衣都感到困难重重，面对新的一天倍感压力和绝望。抑郁、自责等负面情绪会在上午达到顶峰，午后则有所好转，等到晚上心情会相对好一点，在睡前又会加剧。

抑郁症患者出现情绪低谷是疾病导致的，这与神经内分泌、神经递质、褪黑素等化学物质的昼夜节律波动及心理社会因素的变化相关。经过治疗病情好转后，这种情绪低谷持续的时间会逐渐减少或消失。

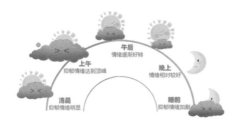

11. 抑郁症会不会影响智力和思维？

抑郁症患者患病期间会有思维迟缓、注意力不能集中、记忆力下降等表现，整个人似乎变得"愚笨"，但这不是智力下降。由于大脑内5-羟色胺能系统、多巴胺能系统等多种神经递质出现紊乱，加上食欲、睡眠等问题的影响，脑功能活动异常，患者除了出现抑郁情绪，还会出现认知功能下降，即注意力、记忆力、执行功能、信息加工速度等方面功能受损。抑郁症可短暂导致大脑思维活动迟缓，但多数是可逆的，经过规范的治疗和康复，大部分患者可以恢复。年轻人的认知损害对工作和学习影响较大，而老年人的认知损害会明显增加老年痴呆的风险，因此要格外关注抑郁症患者认知功能的变化。

12. 睡眠、食欲和精力都不好，是不是与抑郁症有关？

抑郁症的主要临床表现包括情感症状、躯体症状和认知症状。其中躯体症状常表现为身体疲乏、食欲减退、体重减轻、睡眠障碍等。所以抑郁症患者经常会有睡眠不好、食欲不佳和精力不足等表现。但是，不是所有的睡眠障碍、食欲减退和精力下降都与抑郁症有关。抑郁症的诊断中，躯体症状只是其中一项，还必须参考诊断标准中的其他临床表现、病程和疾病严重程度才能确诊。如果仅仅只有这几项症状表现，也可能是由其他疾病或压力过大等引起的。总之，如果长期受睡眠、食欲和精力问题的困扰，需警惕患上抑郁症，应及时就诊。

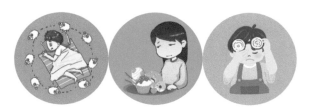

13. 抑郁症有哪些非典型症状？

抑郁症患者有情绪低落、思维迟缓、意志活动减退等典型症状。但现实中，每个人的临床表现可能各不相同，非典型抑郁症状也并不少见。如碰到高兴的事时会感到心情愉悦，这种高兴的感觉甚至可以持续一小段时间，然后又重回低落；没有典型抑郁症的入睡困难，而是睡眠增加或者过度嗜睡；没有食欲下降，而是食欲大增，进食增多，同时体重增加，有的甚至进食不多也体重增加；感到肢体异常沉重，好像灌了铅一样；对外界评价比较敏感，表现为人际关系紧张。由于这些症状不典型，可能会被忽视，从而延误治疗。另外，伴非典型特征的抑郁发作需要与双相障碍和人格障碍等进行鉴别。

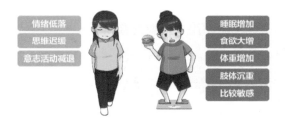

14. 什么是微笑型抑郁?

有的抑郁症患者并不是像大多数人所想象的那样看起来很悲观、萎靡不振或对所有事物都缺乏兴趣，他们用"坚强乐观""幽默"的面具来掩饰自己，这种现象在心理学中被称为"微笑型抑郁"。

微笑型抑郁是抑郁症的特殊表现形式之一，这类患者的共同点是不愿意倾诉、不愿意放弃"尊严"，用厚厚的外壳把自己伪装起来，从而进入恶性循环。他们表面若无其事，面带微笑，甚至给人以开朗、热情的表象，内心深处却常感压抑与忧愁。很多时候，他们的笑不是发自内心深处，而是出于"工作需要""面子需要""礼节需要""尊严和责任需要"等。因其隐匿的特性，患者需要客观面对自己的内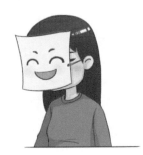

心，身边的人也需要给予更多的关注，把握恰当的干预时机。

15. 抑郁症会伴有哪些精神病性症状？

轻度抑郁发作一般不会伴有精神病性症状，但中、重度抑郁发作时可能会出现与抑郁心境协调或不协调的幻觉或妄想等精神病性症状，需要予以关注。

幻觉是指外界不存在某种事物而患者感知到这种事物，也就是客观环境中没有相应的现实刺激作用于感觉器官而出现的知觉体验。抑郁症患者的幻觉多表现为嘲弄性或谴责性幻听，症状与负面情绪有关。例如，患者会凭空听到有讲话声，说自己有罪，给自己负面的评价，应该受到惩罚，甚至听到自杀的指令等。这个声音是虚幻的，除了患者之外，别人都听不到。

妄想是一种病态的信念，尽管逻辑荒谬或与事实不符，但患者仍然坚信不疑，家属或者旁人无法通过摆事实、讲道理的方法将其说服。抑郁症常见的妄想有罪恶妄想、疑病妄想、无价值妄想、虚无妄想、灾难妄想等。有些抑郁症患者会无缘无故地认为自己是罪人，甚至认为有人要追杀自己，目的是为民除害；或者坚信自己患了某种疾病，虽经多方证实检查并无此病，但他仍坚信不疑；还有的患者认为世界上一切都是假的，都不存在，连自身也不存在，只是一具空虚的躯壳等。

精神病性症状的存在往往是抑郁严重发作的评价指标之一，也是抑郁复发的危险因素，还有可能是其他精神障碍伴随的症状。这类患者需要尽快就医，明确诊断。大部分患者需要结合病情联合使用抗抑郁药物和抗精神病药物，并进行维持治疗。同时照料者要加强护理和陪伴，防范患者出现自杀及冲动等行为造成意外情况。

16. 抑郁症患者有没有特征性的表情？

大部分抑郁症患者在日常生活中主要表现为显著而持久的情绪低落、抑郁悲观。所以，抑郁症患者通常闷闷不乐、无愉快感、兴趣减退，表情主要是愁眉苦脸、眼神呆滞、口角低垂、眉头紧锁、眉间出现川字纹等，即使遇到开心愉悦的事情，他们也是面无表情。对待平常普通的事情，抑郁症患者也会无故表现出皱眉头、愁苦、嘴角下垂、目光无神等表情。正是由于多数患者有这些特征性表情，目前有研究者试图利用人脸识别技术来帮助早期诊断抑郁症患者，以提高抑郁症的诊断率和治疗率。

17. 抑郁症冬季比夏季更容易发作吗？

有一类抑郁症以季节性反复发作为特征，被称为季节性抑郁。一般冬季型比夏季型更多见。冬季之所以会更容易抑郁发作，可能与光照时间有关。相比较而言，冬季光照时间更短，气温更低，人们经常躲在屋子里面，缺乏阳光照射，所以更容易抑郁发作。此外，到了冬季天气寒冷，大自然的花草树木一片枯萎凋零，抑郁症患者看了难免触景生情，产生不愉快情绪，也可能导致抑郁发作。

18. 抑郁症患者自杀发生率是多少？

抑郁症患者由于情绪低落，自我评价低，无法参与正常的生活，很容易产生自卑、自责、消极悲观的心理，并感到绝望，当各种努力都难以奏效，进入习得性无助的恶性循环，部分患者很容易产生自杀观念，与死亡有关的念头会在脑子里反复盘旋，甚至思考自杀的时间、地点、方式等，而且自杀观念常常比较顽固，会反复出现。

在自杀观念的驱使下，部分患者会产生自杀企图，可能会有自杀行为。一项超过10年的前瞻随访研究显示，抑郁障碍的自杀率为4.0%～10.6%。一项荟萃分析也显示，抑郁障碍的终生自杀风险为6%。在我国，因抑郁症自杀的女性高于男性，农村高于城市。超过46%的自杀死亡者生前可能患有某种精神障碍，其中最常见的是抑郁症。

19. 抑郁症患者会伤害别人吗？

大多数抑郁症患者是不会去伤害别人的。抑郁症患者沉浸在低落情绪中，会觉得所有不好的事情都是由自己引起的，出现自责自罪心理，所以他们通常将负性事件迁怒于自身，不会伤害到别人。另外，抑郁症患者由于消沉和自卑，对周围的人会采取回避的态度，不愿意与他人接触、沟通、交往，更愿意独处，所以一般不会对别人造成伤害。

但是也有一些特殊情况需要注意：伴有明显烦躁、激越的患者，有可能出现冲动而对别人造成伤害；出现幻觉妄想或者有强烈自杀动机的患者，有可能出现伤害他人或扩大性自杀行为。

三、发病原因

20. 患上抑郁症是自己的错吗？

抑郁症患者不应一味地苛责自己，因为抑郁症的发生本身就是很复杂的。目前，抑郁症的病因与发病机制尚不清楚，抑郁症的发生可能是生物、心理与社会环境等诸多因素共同作用的结果。生物学因素主要包括遗传、神经生化和神经内分泌等方面；一些心理特质如性格特征与抑郁症发生关系密切；应激性生活事件等环境因素有时也会成为抑郁症的触发因素。

受疾病的影响，大多数抑郁症患者对自己评价很低。如果发生了一些不好的事情，就会将责任全部揽到自己身上，认为是自己做得不够好，都是自己的错误造成的，而且经常会把"都是我的错"这句话挂在嘴边，久而久之，会将患病归结为自己的错。这种自责自罪感，也是抑郁症本身的症状表现之一。其实，与其归咎于自己或者他人，不如理性看待疾病发生原因的复杂性。患者需要打开心结、放下负担，树立治愈疾病的信心，坚持治疗。相信在自己、医生、家庭和社会的共同的努力下，一定可以战胜疾病，早日回归正常的工作、学习和生活。

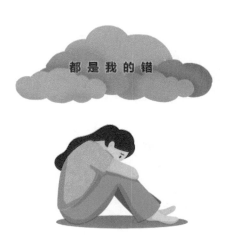

21. 哪些人群更容易患上抑郁症？

抑郁症的患病率较高，患者数量多。在压力较大的学生群体和职场人士、孕产妇、老年人及有抑郁症家族史的人群中，抑郁症的发生率较高。

青少年由于心智发育尚不成熟，所面临的适应压力，使他们很容易成为抑郁症的高发人群。职场人士，正值中年，面临职场和支撑家庭、抚养子女、赡养长辈等多重压力，加之社会竞争日趋激烈，也是抑郁症的高发人群。孕产妇由于雌激素、孕激素水平的变化，加上由于怀孕、生产导致生活环境、角色的巨大变化，以及照顾婴儿缺乏睡眠等因素，发生抑郁症的风险较高。老年人由于躯体疾病较多，服药较多，加上经济来源减少，社会支持系统逐渐匮乏，配偶生病、死亡等，导致他们患抑郁症的风险增加。研究提示，抑郁症患者的亲属（特别是一级亲属）患抑郁症的风险会显著升高。另外，低收入、生活境遇不佳、面临应激状况和焦虑、儿童期曾遭遇创伤性事件，甚至是冬季阴沉的天气、夜班频繁和缺乏阳光照射、生活方式不健康等，均可能是抑郁入侵的薄弱缺口。精神活性物质的滥用和依赖也可能成为抑郁症的危险因素。

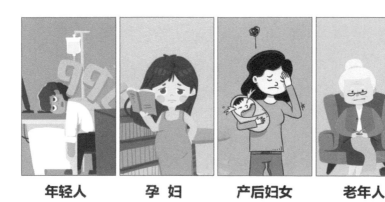

年轻人　　　　孕　妇　　　　产后妇女　　　　老年人

22. 抑郁症的发生与经济状况及文化程度有关系吗?

抑郁症的发生与经济状况及文化程度有一定关系，但并非发病与否的决定性因素。实际上，任何经济状况和文化程度的人都有可能患抑郁症。

经济文化发展水平较低地区的人群，可能由于贫困、经济的窘迫或不确定性因素的影响，产生心理健康问题，叠加自身和环境因素，加上家庭、社会支持系统资源匮乏，抑郁症的实际发生率可能较高。但由于经济文化条件的局限，这部分人群真正去医院看病，或意识到自己可能患病的相对偏少，这是整个社会医学人文关怀的洼地，需要更多关注。

与之相反，社会经济文化发展水平较高的地区，大众的医学常识普及率高，对心理健康的重视程度更高，抑郁症的诊断治疗率相应也会高一些，但这会让大众形成集体共识，认为经济文化水平较高的人群抑郁症发病率更高。

我们要客观认识抑郁症产生的原因，它是社会-心理-生物等因素共同影响的结果。不要因为部分患者来自经济文化水平相对较低的地区，就误解为这是一个"穷病"，使其失去求医的意愿和信心，贻误诊治；也不要因为部分患者来自经济文化水平相对较好的地区，就觉得这个人群过于敏感脆弱，是矫情、求关注，而未给予足够的医学干预，这同样会贻误病情。

23. 抑郁症的发生与年龄、性别有关系吗?

抑郁症的发生与年龄、性别有一定的关系。抑郁症的平均发病年龄为20～30岁，其中，约67%的抑郁症患者年龄为35～64岁。这个年龄段的人群由于有更多的家庭社会角色，承担着更多的社会环境压力，更容易患抑郁症。近年来，随着社会的发展，青少年抑郁症的发病率呈上升趋势，高达4%～8%，国内相关研究显示我国老年抑郁症患病率也达到了2.8%～28.5%。青少年和老年人抑郁症群体越来越受到重视。

同时，我国抑郁症患病率男女性别间的差异明显，女性比男性更容易患抑郁症。2017年全球疾病负担研究的数据表明，我国女性抑郁症患者数量占比约为65%，大约是男性抑郁症患者数量的2倍。与男性抑郁症患者相比，女性患者更容易遭受一些特殊的危机状况，如性虐待、家庭暴力等。此外，女性在一生中会经历月经期、妊娠、产后、更年期等特殊生理时期。女性特殊的生理结构使其在产后、经前期等阶段性激素水平变化迅速，尤其是雌激素水平的变化使得女性更易患抑郁症。

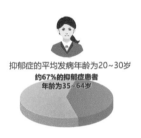

抑郁症的平均发病年龄为20~30岁
约67%的抑郁症患者
年龄为35~64岁

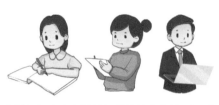

女性抑郁症患者的数量是男性患者数量的近2倍

24. 抑郁症的发生与儿时的养育环境或经历有关系吗?

儿时的养育环境或经历可能与抑郁症有关。童年时期经历的创伤越多，如家庭暴力、父母离异、父母离世、被虐待、被拐卖、被忽视、严重的意外伤害或疾病等，越可能会导致个体自我评价偏低，更容易产生不良情绪，从而影响成年后的身心健康。儿童期的创伤经历可能会增加罹患抑郁症和抑郁症自杀的风险。如果儿时养育环境质量较差，儿童期遭受情感忽视，还会影响成年后心理弹性和人格的健全。研究表明，心理弹性越低，个体应对压力的能力越低，患抑郁症的风险越高。

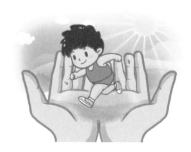

25. 躯体疾病会不会导致抑郁症的发生？如果会，具体是哪些常见疾病？

躯体疾病与抑郁症密切相关，许多中枢神经系统疾病或其他慢性躯体疾病可能是抑郁症发生的重要危险因素。由于躯体疾病带来的痛苦，加上社会角色转变，部分患者会出现一个不适应的过程，导致情绪不稳定、心烦气躁、灾难思维、紧张害怕、担心自己的病治不好等，如果不能得到及时规范的治疗，上述症状迁延不愈，往往会导致抑郁症的发生。

与抑郁症密切相关的躯体疾病非常广泛，包括脑卒中、帕金森病、癫痫、高血压、冠心病、糖尿病、甲状腺功能障碍、肿瘤、长期慢性疼痛、头部外伤等。因此，在积极治疗躯体疾病的同时，还应重视患者的情绪变化。

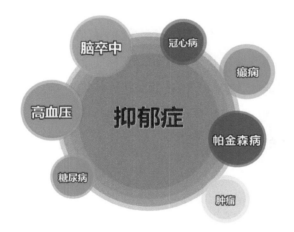

26. 听说有的药物也会导致抑郁，这是真的吗？

是的，确实有药物会引起抑郁症状。研究发现，长期服用复方降压片的人群会出现抑郁症状，其他一些常用的含有利血平的复方制剂也可能诱发药源性抑郁。除了降压药可诱发抑郁，一些常用的抗心律失常药、抗帕金森病药、抗精神病药、避孕药、解热镇痛药、激素、质子泵抑制剂等都可能导致药源性抑郁，尤其是作用于中枢神经系统的药物，诱发抑郁的可能性更大。因此，在服用上述药物期间，一定要注意是否有抑郁症状出现，如果出现要及时告诉医生。如果是药源性抑郁，应及时停药并调整用药，以免症状继续加重。

虽然药物有导致抑郁的风险，但并非所有人服用上述药物都会诱发抑郁。是否会发生药源性抑郁，与患者的身体素质、有无抑郁家族史，以及用药量、用药时长等多种因素有关。

27. 抑郁发作前都有重大变故或重大事件发生吗？

重大变故或重大负性事件的应激会导致人的心理发生很大变化，可能成为导致抑郁发作的重要诱因。但这只是导致抑郁发作诸多心理社会因素中的一方面，还有许多其他因素也会导致抑郁发作，如性格内向、不善于沟通、社会支持体系薄弱、经济拮据、人际关系冲突、情绪波动紧张；长期的糖尿病、肥胖、心血管疾病、酒精和药物的影响；生活中工作不顺利、长期高压力的工作环境等。因此并不是所有患者抑郁发作前都有重大变故或重大事件发生。

当然，生活中如果自己或亲友遭遇到重大变故或重大事件，我们应该对此高度重视，学会自助和助人，预防抑郁症的发生。

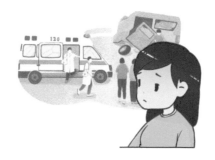

四、常见问题

28. 是不是每个人都有可能患上抑郁症？

目前抑郁症的病因与发病机制尚不清楚，生物、心理、社会环境等因素均会对抑郁症的发生产生影响。疾病面前人人平等，每个人都有可能遭遇抑郁症。美国的一项研究提示，约20%的人在一生中会经历一次抑郁发作，可见抑郁症其实是一种常见疾病。

当我们出现长时间情绪低落、愁眉苦脸、表情呆滞、懒言少动、对任何事情都不感兴趣等现象，就要警惕患上抑郁症的可能，并及早就医。如果确诊抑郁症，要尽早接受治疗，越早接受治疗越能更好地控制症状，治愈的可能性越高。另外，在日常生活中，要保持良好的心态和健康的生活方式，保持正能量社交，理性面对困难和挫折，学会觉察和控制情绪，同时远离不良因素干扰，就能在一定程度上预防抑郁症的发生。

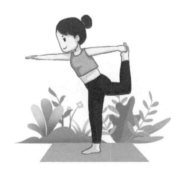

29. 抑郁症对患者有什么具体危害？

首先，患者持续处于不同程度的不良心境中，悲观厌世、情绪低落、自暴自弃等会给患者带来严重的心理痛苦。在周围人看来，患者这些不良情绪没有缘由，或者仅是把很小的负面事件无限放大，所以也很难获得亲友的理解、开释，常会感到孤立无助。与对待常见的躯体疾病不同，社会上普遍对精神或心理健康重视不够，甚至存在一些错误认知，患者的真实痛苦得不到周围人的足够理解和回应。

其次，躯体症状带来的痛苦也令患者倍受煎熬。患者常感到疲劳、厌食、睡眠不规律、失眠，或躯体不同部位的疼痛，这些症状又交互影响，难以通过对症治疗有效缓解，进而情绪更加糟糕，导致与周围环境的疏离更加严重。

再次，抑郁症患者常常表现为精力不足、反应慢，决策力、记忆力和注意力下降，从而影响正常工作、学习、社会交往和日常生活，对其社会功能造成损害，严重时患者难以维系学业、工作和家庭关系。

最后，也是最严重的危害，是对患者生命安全的威胁。抑郁症患者的自杀率很高，达4.0% ~ 10.6%，处于青春期和老年期两个年龄组的个体更容易出现自杀，是自杀的高危人群。在抑郁症治疗过程中，要注意评估自杀风险，告知患者的亲人要加强陪伴和照护，将自杀及意外的风险降到最低。

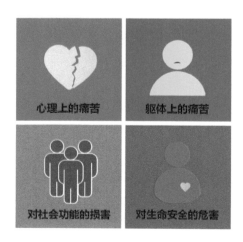

30. 抑郁症能够自愈吗？

有很多病情较轻的患者，从没有去过正规医疗机构寻求专业诊治，最终病情也缓解了。这部分"自愈"的患者，虽然未经药物治疗、心理治疗或物理治疗，但也并非消极地放任自流，他们可能采取过许多积极的干预措施，如远离负性环境因素（如工作、学业的巨大压力），积极持续进行自我调节和减压疏导，再加上亲友的关心、适当的体育运动、足够的耐心和时间等，逐渐使病情得到缓解。

需要注意的是，这种"自愈"仅适用于部分病情较轻的患者，而且自愈的可能性并不算高，而且过程漫长，同时未来遇到压力应激时也存在复发的风险。对于中、重度抑郁症患者而言，病情已对其学习、工作、家庭关系和社会关系造成显著影响，此时应该积极治疗，按照医生的建议选择适合自己的治疗方式，以期尽早战胜疾病。如果不接受任何治疗而一味地等待自愈，会对其治疗结局和长期预后造成严重影响。

31. 抑郁症治愈后会不会复发？为什么？

抑郁症是一种易反复发作的疾病，50%～85%的抑郁症患者在一生中至少会有一次复发。但复发也并不可怕，大部分抑郁症患者经过规范治疗，症状会得到缓解，多数患者可以获得临床治愈。

导致复发的原因有很多，主要归结为两个方面：①不规范的治疗：不规范的治疗是复发最常见的风险因素，部分患者服药后抑郁症状有所缓解，就误认为已经"痊愈"，然后自行停药或不再规律治疗，未能巩固治疗效果，可能就会复发。②环境因素：如果患者再次接触引发首次抑郁的生活事件，或者因周围环境改变身心受到刺激，也可能会导致抑郁症复发。此外，复发与遗传背景、患者的思维模式、应对方式及支持系统也高度相关。

为预防抑郁症的复发，我们需要做到以下两点：①坚持全病程治疗，不要过早停止药物治疗或非药物治疗，尤其是对于首次发作的患者，更要争取达到彻底治愈。②培养良好的生活方式，养成健康的生活习惯，保持乐观的心态，学习一些自我调节心理压力的技巧。

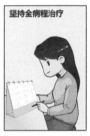
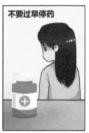
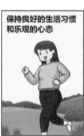

32. 抑郁症患者自杀有征兆吗？

抑郁症患者自杀前大部分有明显的征兆。主要有以下几个方面的表现：①在关系亲近的家人朋友面前，无意间会表达出想死的念头，或者在日记、信件、绘画中有所体现。②情绪明显不同于以往，会变得非常焦躁不安、行为反常。③感觉突然像变了一个人似的，还会做出一些和平时不一样的动作。④症状加重，如失眠非常严重，食欲减退明显，体重下降较快。⑤不愿意和别人接触，生活在自己的世界里面，经常一个人呆坐在房间或者独自哭

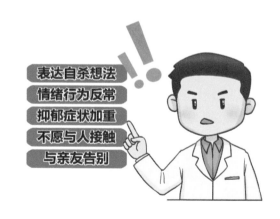

泣。⑥向别人交代一些重要的事情，放弃贵重物品和财产，和亲朋好友道谢、告别、赠送纪念品等。

为了逃避家人及医护人员的监护和注意，抑郁症患者实施自杀的行为往往比较隐蔽，自杀前通常会做好周密计划，有的患者还会假装病情已有改善，家人和照料者会放松监护的警惕性，导致悲剧发生。

33. 抑郁症有一定的家族遗传倾向，抑郁症患者可以要孩子吗？

抑郁症的遗传度为37%，远低于双相障碍和精神分裂症（均为80%）。对于抑郁症患者来讲，经过系统的抗抑郁治疗，完全可以达到临床痊愈。抑郁症患者有生育的权利，病情康复后在医生的科学指导下可以要孩子。虽然抑郁症具有一定的家族遗传倾向，但并不代表生育的子女一定会患抑郁症。所谓"抑郁症家族遗传"，是指父母患了抑郁症之后情绪不稳定，不能给孩子创造一个和谐、温馨的家庭养育环境。孩子生活在这样的家庭中不能得到积极引导，很容易情绪不稳定，增加将来罹患抑郁症的风险。因此，抑郁症患者在基本康复后，经医生科学评估后再要孩子也是没有问题的。

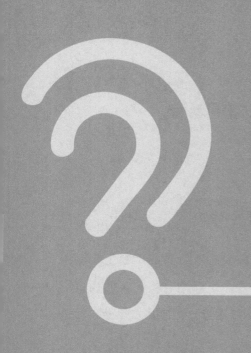

第二章

相信专业的力量

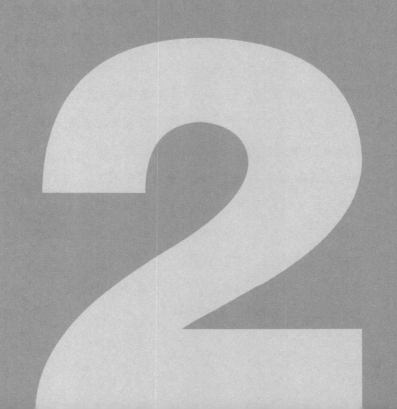

一、抑郁症的诊断与鉴别诊断

34. 可以自行诊断抑郁症吗？自评量表可靠吗？如何使用自评量表？

由于抑郁症临床表现形式的多样性，以及缺乏特异的诊断生物标志物，目前抑郁症的准确诊断需要全面、客观、可靠地收集患者的病史资料，并进行周密细致的精神检查，普通人不能通过自评量表来诊断自己是否患有抑郁症。

目前抑郁自评量表有多种，临床上使用较多的有9条目简易患者健康问卷（brief patient health questionnaire-9，PHQ-9）、抑郁症状快速评估量表–患者自评版（quick inventory of depressive symptomatology self-rated，QIDS-SR）等。通过自我评价，可以让医生了解患者的情绪状态，其特点是使用简便，并能相当直观地反映患者的主观感受及其在治疗中的变化。但是自评量表的结果只能用作诊断抑郁症的参考和辅助工具，不能作为临床诊断的直接标准，最终的诊断还需要专科医生面对面访谈评估。

自评量表测评应在医疗机构工作人员的协助下进行，在使用自评量表前，应弄明白整个量表的填写方法，充分理解每个问题的含义，然后做出独立的、不受任何人影响的自我评定。如果不能理解量表内容，可请工作人员逐条念出来，再由评定者独自做出决定。评定结束后，请工作人员仔细检查评定结果，不要漏评某一项目，也不要在相同一个项目上重复评定。

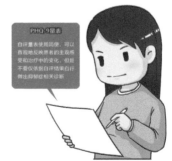

35. 哪些症状或者信号提醒我们需要去医院寻求专业帮助？

抑郁症患者会有显著且持久的心境低落表现。出现抑郁症状后，需要早诊断、早治疗，防止症状持续恶化而对患者的健康造成威胁。因此，我们要及时发现抑郁症的早期症状，及时就医。抑郁症的早期症状主要有以下几种。

（1）冷漠，活动减少。开始喜欢独处，不愿意外出活动和从事以前感兴趣的事，疏远亲友。这种回避其实只是表象，本质上可能是兴趣减退。

（2）沉闷，悲观消极。对任何事情都看不到希望，害怕自己会做错事情。

（3）思维迟缓。主动说话越来越少，语速变得缓慢，不愿思考问题或者思考问题困难；精力和能力降低，效率低下，整个人不受控制地变懒、拖延或不愿意做任何事情，日常工作、学习和社交活动有一定困难。

（4）躯体症状。有长时间的睡眠障碍、食欲减退、体重下降、性欲减退等，但在医院又查不出任何器质性问题。

如果我们出现了以上症状，需要及时到正规医院寻求专业帮助。

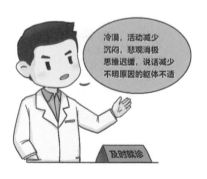

36. 疑似抑郁症患者就医时一般会做哪些检查？

对疑似抑郁症的患者，医生除了进行全面的体格检查，还会进行一些辅助检查。具体诊疗活动主要分为：①病史采集，主要包括主诉、现病史、心理社会应激及早年生活事件、既往史、个人史、家族史等。②精神检查，包括一般表现、认知过程、情感活动、意志及行为表现。③相关评估，包括抑郁障碍诊断评估、抑郁症状严重程度评估和抑郁障碍的其他评估等。④辅助检查，主要包括血常规、肝肾功能、电解质、血糖、血脂、甲状腺功能、性激素水平、脑电图、脑CT和MRI检查等。

此外，由于许多疾病都会导致抑郁症状，所以医生会根据专业的判断详细查体，并开具相关检查，目的是排除与躯体疾病相关的抑郁情绪，明确诊断，尽早治疗。

37. 医生诊断抑郁症的依据是什么？

抑郁症诊断的常用标准有美国的《精神障碍诊断与统计手册》（第5版）（*Diagnostic and Statistical Manual of Mental Disorders 5th Edition*，DSM-5）和《国际疾病分类标准》（第11版）（*International Classification of Diseases 11th Revision*，ICD-11）。

以ICD-11为例，它对抑郁症的诊断标准和严重程度的划分做了详细说明。抑郁症以情绪低落或快感缺失为特征，同时伴有其他认知、行为或躯体症状，显著影响患者的功能，且无躁狂、轻躁狂或混合发作史。依据症状和功能损害的严重程度不同，可以分为轻度、中度和重度抑郁发作。

（1）轻度抑郁发作：症状表现程度较轻。患者常为症状而困扰，在某个功能维度（如个人、家庭、社会、教育、职业或其他重要的功能维度）有一些困难。发作期间没有幻觉或妄想。

（2）中度抑郁发作：有少许症状表现程度突出或总体出现大量轻度抑郁症状。患者通常在多个功能维度（如个人、家庭、社会、教育、职业或其他重要的功能维度）有相当的困难。

（3）重度抑郁发作：较多或大多数症状表现突出，或某些症状表现尤为突出。患者无法在多数功能维度（如个人、家庭、社会、教育、职业或其他重要的功能维度）保有功能。

38. 抑郁症与双相障碍、精神分裂症是一样的疾病吗？它们是否存在联系？

抑郁症与双相障碍、精神分裂症是不同的疾病，病因、发病机制不同，治疗方法、预后也不同。

双相障碍患者既有抑郁发作又有躁狂发作。当躁狂发作时，患者有情感高涨、言语活动增多、精力充沛等表现；而当抑郁发作时，患者常表现出情绪低落、愉快感丧失、言语活动减少、疲乏、反应迟钝等症状。精神分裂症是一组病因未明的慢性疾病，目前认为精神分裂症发病机制与脑内多巴胺功能异常有关，多在青壮年时期缓慢或亚急性起病，临床上往往表现为症状各异的综合征，涉及感知、思维、情感和行为等多方面的障碍及精神活动的不协调。

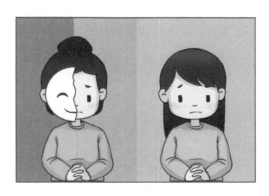

抑郁症与双相障碍或精神分裂症有一定的联系，由于疾病的复杂性，双相障碍和精神分裂症患者有可能先因抑郁发作或抑郁症状而求诊，并接

受治疗，这类情况多见于青少年患者，随着疾病的进展，才被正确诊断，从而得到相应的治疗。有些患者可能同时患有多种疾病，称为共病，诊断和治疗更为复杂。

有人认为抑郁症如果加重，会发展成双相障碍或精神分裂症，这种认识是不科学的。现实中有此现象，可能是由于双相或精神分裂症的早期特征不明显，而被误诊或漏诊导致的。

39. 抑郁症和焦虑症是一样的吗？它们之间有什么关系？

抑郁症和焦虑症是两种不同的疾病，但都与脑内5-羟色胺、去甲肾上腺素和多巴胺等神经递质功能异常有关。5-羟色胺、去甲肾上腺素和多巴胺是情绪、情感、睡眠、动机、欲望等信息处理最关键的化学物质。

抑郁症以持续的情绪低落、兴趣减退或丧失、精力缺乏为核心症状，此外还常伴有其他认知、生理及行为症状。焦虑症以持续的紧张不安、担心、害怕为突出表现，可伴有心慌、手抖、自主神经功能紊乱等躯体症状。

抑郁症患者经常伴有焦虑症状，焦虑症患者也经常伴有抑郁症状。抑郁症和焦虑症还经常同时出现，表现为共病。这两种疾病也有一些共同症状，如急躁、紧张、失眠、情绪波动、身体有各种不适感等。

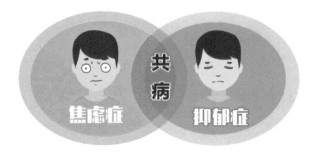

40. 什么是强迫症？它与抑郁症是什么关系？

强迫症是一组以强迫思维和强迫行为作为主要临床表现的疾病，具有强迫和反强迫并存的特点。具体表现：一些缺乏现实意义的、不合理的观念、意向或行为反反复复出现，侵入患者的日常生活，患者虽力图克制，极力抵抗，但是又无力摆脱，两者强烈的冲突使患者感到巨大的焦虑和痛苦，影响正常的工作、学习和生活。

抑郁症与强迫症关系紧密，具体来说，抑郁症患者可伴有强迫症状，而强迫症患者也可伴有抑郁症状。临床上鉴别两者主要看哪些症状是主要的，哪些是继发或伴发的。一般来说，强迫症患者出现的抑郁症状为继发症状，其核心表现还是强迫症状，心情不好、内心痛苦等抑郁症状往往是由于强烈的反强迫意愿引起的。抑郁症患者伴发强迫症状，一般发生在抑郁症状之后，患者往往没有反强迫意愿，主要临床表现还是以情绪低落、兴趣减退、愉快感丧失为主，或多或少会出现强迫思维或行为。另外，两种疾病还可能同时出现。

41. 人格障碍与抑郁症有什么关系？

人格障碍与抑郁症有较为密切的关系。人格障碍是指存在明显偏离正常且根深蒂固的行为方式，患者的行为没有目的，自制力较差且没有自知力，从而表现为对周围的环境、人群格格不入，导致自己及身边的人感觉痛苦，也可能给社会带来不良影响。根据患者的临床表现，人格障碍可分为偏执型、反社会型、自恋型、回避型、强迫型、依赖型、情绪不稳定型、分裂型等。

一般来说，人格障碍与抑郁症相互会有不良影响。一方面，抑郁症发作期间，人格障碍可能会明显增强患者的自杀意念或行为，还可能会影响抑郁症的治疗效果，增加抑郁症复发的可能性；另一方面，抑郁症也可能引发人格适应不良，增加发生人格障碍的风险。

在临床上，抑郁症与人格障碍共同存在于一位患者身上的现象较为常见，需要引起临床高度重视。这在治疗上虽然难度大一些，但是通过积极、长期的治疗，患者的症状可以得到较好的控制。

42. 成瘾与抑郁症有关系吗？

成瘾是指对某些行为或物质产生了病理性的喜爱和依赖，试图通过与某项行为或物质发生某种关联，来满足情感、亲密关系和精神上的需要，从而无法控制地进行某项行为或依赖某种物质。

很多抑郁症患者会伴有成瘾行为，如沉迷网络、游戏等，其实这些行为与抑郁症均有一定的关系。有研究发现，青少年网络成瘾与抑郁症之间存在显著的双向预测关系。也就是说，青少年体验到的负面情绪（如抑郁、失望、焦躁等）越多，网络成瘾的可能性就越大。同时，感受到大量负面情绪的青少年往往会有意无意地采用各种方法来调节自己的情绪，其中之一便是逃避——让自己完全沉浸在虚拟的网络世界中。其他事物成瘾与抑郁症的关系也是如此，为了"逃避"，最终难以抑制冲动，产生成瘾行为。两者虽然发生发展的机制不同，但都会对患者的生活和学习造成较大影响。

如果抑郁症患者出现成瘾行为，一方面要积极治疗抑郁症，改善抑郁症状；另一方面也要对成瘾的行为进行干预，以减少对成瘾事物的依赖，纠正不良行为。

二、患者就医指导

43. 应该选择什么医院？挂号要挂什么科室？

抑郁症患者可前往精神专科医院或综合医院的精神科或心理科就诊。精神专科医院一般设有专门的抑郁症诊疗中心或抑郁症专病门诊，而且根据不同的人群设有相应的门诊科室，如儿童青少年精神科、老年精神科、更年期抑郁门诊等，患者可根据自身的情况选择合适的科室。随着近些年综合医院精神科或心理科人才和设备配置逐步完善，大部分综合医院也能满足抑郁症患者门诊或住院的需求。在综合医院，也可以选择开展抑郁症诊疗工作的神经内科、睡眠门诊、神经心理门诊等。

目前，互联网医院和网上问诊的形式也正在兴起，网上就医需要遵循与线下就医同样的原则，选择正规的渠道和合适的科室。

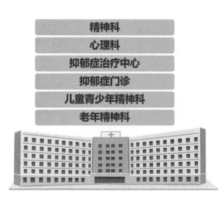

精神科
心理科
抑郁症治疗中心
抑郁症门诊
儿童青少年精神科
老年精神科

44. 首次就医是否需要挂专家号？

初次就诊时，患者不一定需要挂专家号，也不一定需要到顶级医院就诊。当出现情绪低落、兴趣减退、失眠等症状，怀疑可能是抑郁症，可在就近的精神专科医院、综合医院精神科或心理科就诊，接受相应的诊断和治疗。抑郁症是常见病，大多数专科医生都可以胜任疾病的诊治工作。初次就诊时，如果挂专家号有一定困难，可以采取就近就便的原则，及时到正规医院就诊，后续再根据初次就诊后的相应检查结果来决定下一步治疗方案。如果诊断不明确，或治疗效果不好，可以考虑进一步寻求精神科专家的帮助。如果患者症状严重，特别是有自杀、自伤风险，有幻觉妄想或冲动激越行为，要尽快到精神专科医院就诊。

45. 就医前需要做哪些准备工作？

初诊患者在就诊前首先要做好心理准备。实际上，抑郁症就像高血压、糖尿病一样常见，所以抑郁症患者不要有心理负担，要相信抑郁症是可以治愈的，只要积极求医，遵从医嘱，就一定能战胜抑郁症。

其次，准备好如何向医生清楚描述自己的病情，可以把自身感受到的变化（情绪和身体两个方面）、开始时间、可能原因、是否对生活和工作造成影响、是否在吃药、吃的什么药、有无药物过敏、有无家族病史等写下来，并把以前的病历、最近的检查报告准备好，和看病需要的证件装在一起，就医时带上供医生参考。

再次，可以提前学习一些抑郁症相关医学知识，整理好最困惑的问题，就诊时提给医生。例如，如何治疗，需要药物治疗还是心理治疗，药物的作用是什么，如何服用药物，吃药时饮食要注意什么，会产生什么不良反应，如果出现不良反应该怎么办，大概治疗多久可以起效，下次什么时候来复诊等。

最后，首诊时可能需要做一些检查，如脑电图、头颅CT、抽血化验等，所以最好穿着宽松舒适的衣物，空腹去医院，带上零食和适量的水。

对于复诊的患者，再次就诊时也要提前做好准备工作，如经过一段时间的治疗，自身有哪些感受，情绪有没有变化，躯体症状是否有所好转，服药时出现了什么不良反应，能否耐受，工作学习方面有什么改变等。就诊时如果需要亲友的帮助，可以邀请朋友或家人陪伴前往。

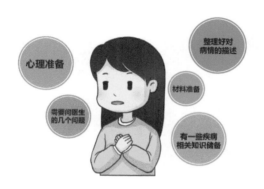

46. 就医时需要携带哪些材料？

就医前要做好准备，需要携带以下材料。

（1）个人相关证件：包含身份证、社会保障卡、残疾人证等有效证件。随着我国电子化病历大范围普及，身份证已经成为医院就诊的身份标识，如同乘坐火车、飞机一样，没有身份证很多情况下会给就诊造成阻碍。社会保障卡，即我们通俗讲的社保卡，就诊时不携带则无法享受医疗保险的费用报销及免除等医疗保障政策。

（2）既往就诊资料及近期检查报告：包含病情相关的既往病历、检验报告、CT和MRI等影像学检查的胶片。其中既往病历包括门诊病历本、住院病历复印件（如出院记录）。把既往就诊资料准备齐全，一方面可以节省继续检查的费用；另一方面也可以让自己更快得到明确诊断，缩短等待诊断及治疗的时间。

47. 就诊时如何向医生陈述病情？

　　抑郁症患者首次就诊时，需要向医生表述清楚最近一段时间自己最主要的抑郁症状有哪些，包括情感、躯体、认知等方面的症状。此外还要告知医生自己这段时间的心理感受、情绪变化和生理反应情况（包括睡眠、饮食、体重、性欲、大小便等）。如果担心自己就诊时说不清楚，或者与人交流的时候紧张，可以把这些提前写在纸上，就诊时交给医生。还需要告诉医生发病前有无应激事件或明显诱因、最近的社会支持情况和人际关系等，如是否遇到了重大打击或压力大的事情，是否有工作或者人际交往方面的困难等。最后还需要告诉医生相关疾病的家族史、既往病史，以及既往服药的情况、食物或药物过敏史等。

　　如果是复诊，则需要向医生描述自己接受治疗后症状和身体功能的变化情况，包括抑郁症情感、躯体、认知等方面症状的改善情况，工作学习生活的改善情况，有无药物不良反应等，并主动分享治疗中的感受和心理变化。

48. 就诊时是否需要家属或亲友陪同？

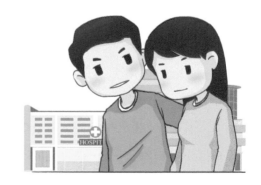

　　如无特殊情况，就诊时尤其是首次就诊，最好有家属或亲友陪同。一方面，家属或亲友的陪伴可以对患者有安抚或精神支持的作用；另一方面可以帮助患者向医生描述病情或者做补充，并且可以清楚了解

患者的病情和治疗方案，明确需要做哪些检查、什么时候取报告、吃什么药、怎么吃、吃药会带来什么不良反应，以及如何应对、什么时候复诊等。特别强调，儿童青少年及认知功能减退的老年人在就诊时需要知情者或监护人陪诊。

49. 经医生诊断确诊为抑郁症后，应该怎么办？

一旦确诊抑郁症，首先应在医生的指导下，根据疾病特征和疾病的严重程度选择个性化的治疗方案，接受系统的、足量足疗程的抗抑郁治疗。同时要对疾病有正确的认识，树立治疗的信心和耐心。患者在平时生活中，要注意保持规律的生活习惯，避免熬夜、过度劳累，要学会调节自己的消极情绪，多与家人和朋友沟通交流，把自己内心深处开心或不开心的想法说出来。同时要保持适当强度的户外运动，多晒太阳。对于病情严重的患者，特别是有自伤、自杀风险的患者，照料者要加强陪伴，确保安全。

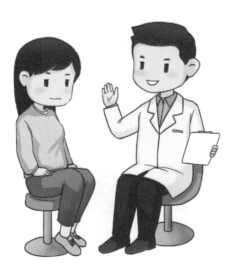

50. 住院治疗比门诊治疗效果更好吗？应该如何选择？

不是所有抑郁症患者都需要住院治疗。抑郁症患者是否需要住院治疗，是医生通过评估多方面因素来综合决定的，例如，患者症状的严重程度、自我照料能力、对治疗手段的配合程度，有无冲动、自伤、自杀行为，以及躯体疾病的严重程度及复杂性等。

如果患者症状较轻，自知力完整，门诊治疗能严格按照医生的医嘱用药并定期进行复诊，则门诊治疗可以满足治疗的需求，居家治疗更利于患者安排工作和生活。如果患者症状较重，又缺乏有效的社会及家庭支持，难以确保门诊治疗的依从性，可以考虑住院，从而保障患者在最适合的环境中接受治疗。如果患者的症状非常严重，生活不能自理，或有自伤、自杀等行为，则需要尽早住院治疗，加强医疗护理，提高治疗效果及安全性。

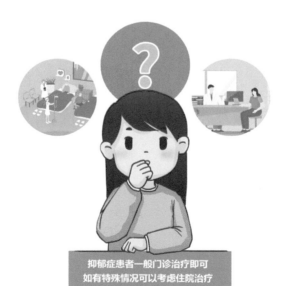

抑郁症患者一般门诊治疗即可
如有特殊情况可以考虑住院治疗

三、抑郁症的临床治疗

（一）治疗现状及规范化治疗

51. 目前国内抑郁症诊疗现状如何？

目前，大众对抑郁症的认识还不足，甚至还有人认为，抑郁症不是一种病，只是单纯心情不好，因此不会及时主动就医。甚至，还有很多人对抑郁症存在偏见和歧视，使得患者讳疾忌医，导致我国抑郁症人群就诊率较低。同时，抑郁症患者被误诊或漏诊的情况也较为普遍。目前我国注册精神科医生短缺，仍存在一些综合医院缺少精神科或心理科的情况，使得部分抑郁症患者未能得到专业的诊治。

不过，这些情况已经得到了国家的高度重视，国家卫生健康委员会发布了《全国精神卫生工作规划（2015—2020年）》《探索抑郁症防治特色服务工作方案》等文件，号召政府、相关部门、社会各方都行动起来，加强抑郁症的健康宣教工作，提高精神卫生服务能力，改善患者就医条件，有效提高患者的识别率与治疗率，降低抑郁症复发率。

由于医疗资源相对不足，医生在门诊时能够分配给每位患者的时间就非常有限，患者也要客观看待这一现状。抑郁症是一个需要长期治疗的疾病，医患之间建立互信对于长期交流的效率非常重要，因此患者也可以做一些努力。例如，每次就诊前做好充分准备，利用有限的与医生沟通的时间，充分交流病情，从而获取更有价值的医疗指导。理解和善意都是相互的，这些努力最终会让自己受益。

52. 有些机构宣传可以 1 ~ 3 个月治疗抑郁症，治愈率 90% ~ 100%，无复发，可信吗？

这样的宣传很值得怀疑。

抑郁症的治疗是一个长期的过程，目前国内外权威指南都主张抑郁症需要全病程治疗，分为急性期、巩固期和维持期治疗。完成整个治疗算下来至少需要一年以上的时间。1 ~ 3 个月治疗，可能只是完成了急性期治疗，尽管改善了抑郁症状，但如果就此停止治疗，复发的风险会显著增加。另外，抑郁症的发生原因比较复杂，受到生物、心理、社会多方面因素的影响，即使最权威的专家也不能保证治愈后百分之百不会复发。因此治愈后无复发的说法太过绝对，是不科学、不可信的。

患者得了抑郁症，需要到正规的医院接受规范化治疗，积极配合治疗，治愈希望很大。虽然治愈后存在复发风险，但只要按照医嘱完成整个治疗，平时在生活中注意养成规律健康的生活习惯，适当运动，管理好情绪，正确面对压力，做好预防措施，就可以降低复发的风险。

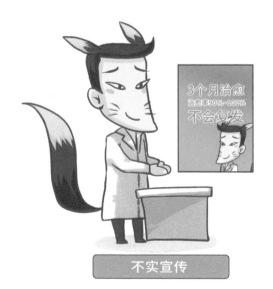

不实宣传

53. 临床治疗抑郁症的目标是什么？

抑郁症的治疗目标是尽可能在早期诊断后及时规范治疗，控制症状，提高临床治愈率，最大限度地减少病残率和自杀率，防止病情复燃及复发。成功治疗的关键在于彻底消除临床症状，降低复发风险；提高生存质量，恢复社会功能，达到真正的临床治愈。对于患者来说，在全病程治疗中，应该聚焦于以下几点。

（1）获得临床治愈。临床治愈是急性期的主要治疗目标。要达到临床治愈，需要很好地控制抑郁症状。当抑郁症状完全消失超过2周以上，抑郁症状评分达到相应标准，并且社会功能恢复良好，即认为达到临床治愈标准。对于有残留症状的患者或部分有效的患者，不宜过早结束治疗。

（2）提高生存质量，恢复社会功能。通过积极治疗，使患者的认知功能、社会功能得到最大限度的恢复，让患者恢复自信心和对生活的希望，重新投入到工作学习生活中去，从而获得稳定和真正意义上的痊愈。

（3）预防复发。抑郁症具有反复发作的特点，达到临床治愈并不是治疗的终点，也不能高枕无忧，需警惕抑郁复发的风险。患者应该坚持全病程治疗，按医嘱减停药物。停药后还需密切关注自身情绪、行为变化，如有异常及时就医。

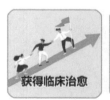
获得临床治愈

提高生存质量

恢复社会功能

预防复发

54. 回归社会是抑郁症干预的终极目标吗？一般治疗多长时间可以实现？我应该更积极地去尝试功能恢复，还是期待水到渠成？

提高患者的生存质量，恢复社会功能，回归正常的工作学习和生活是抑郁症干预的终极目标。抑郁症患者何时能够回归社会因人而异，没有统一规定的时间，主要取决于其治疗效果和社会功能的恢复情况。

抑郁症患者在治疗期间，首先要保证积极治疗，配合医生的治疗方案规律服药，保持乐观向上的心态，坚定治疗的信心，使自己尽快从心境低落中走出来。至于回归社会需要多长时间，要在医生评估下，结合患者自身条件确定，不能操之过急，要量力而行。即在自身承受范围内，循序渐进，积极尝试——从作息不规律，到有一个大致规律健康的作息；从不愿意出门，到每天出去一次，无论多长时间；从干什么都没有兴趣，到给自己做一顿饭，参加一些体育锻炼；从不愿意跟任何人接触，到可以出席一些场合的聚会；从没有心思读书，到可以看一小段书籍或影音节目。任何一点点小的进步都弥足珍贵，积累起来，都有助于早日康复，回归正常生活，也都有助于患者和家属树立战胜病魔的信心。

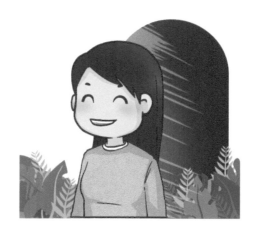

55. 临床上有哪些抑郁症治疗方法？最主要的方法是什么？

　　抑郁症的治疗方法在临床上主要包括：①药物治疗，这是治疗抑郁症的一线方案，其治疗原则构建在抑郁症整体治疗原则之上，通过药物治疗能有效解除患者的各类抑郁症状。②心理治疗，由训练有素的心理治疗师通过专业技能与患者建立治疗关系，帮助患者减轻症状、纠正不良行为方式，促进健全人格的发展。心理治疗常与药物治疗联合使用，轻、中度抑郁症患者可以单独使用心理治疗，重度患者不主张单独使用。③物理治疗，包括经颅磁刺激治疗、改良电休克治疗、经颅直流电刺激等，这也是目前治疗抑郁症的重要手段。以上3种治疗方法中，药物治疗是抑郁症最主要的治疗方法，在临床上使用最为广泛。

　　除了以上治疗方法，还有一些补充替代疗法也被用于抑郁症治疗，如光照疗法、运动疗法、艺术治疗、中医针灸推拿、阅读疗法等。这些治疗方法作为辅助治疗手段，在临床上已经开始使用，但都不能完全替代规范的药物治疗。

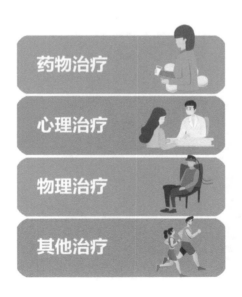

56. 抑郁症的治疗一般分为几个阶段？每个阶段大概需要多长时间？

目前临床上倡导抑郁症全病程治疗，该治疗策略分为急性期治疗、巩固期治疗和维持期治疗3个阶段。

急性期治疗需要8～12周，主要是为了控制患者症状，尽量达到临床治愈，促进社会功能恢复到病前水平，提高患者生活质量。急性期的疗效决定了患者疾病的结局和预后，需要合理治疗以改善长期预后和促进社会功能恢复。巩固期治疗需要4～9个月的时间，在这个时间段患者病情复燃风险较大，原则上应保持与急性期相同的药物治疗方案。关于维持期治疗时间的研究尚不充分，一般倾向2～3年，多次复发（3次或以上）及有明显残留症状的患者，主张长期甚至终身维持治疗。维持期治疗结束后，病情稳定的患者可以缓慢减药，直到停药。如果有复发迹象，则应迅速恢复治疗。

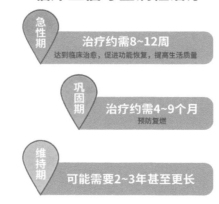

临床上倡导全病程治疗

急性期　治疗约需8~12周
达到临床治愈，促进功能恢复，提高生活质量

巩固期　治疗约需4~9个月
预防复燃

维持期　可能需要2~3年甚至更长

治疗时间的长短因人而异，请在医生指导下接受规范治疗

57. 抑郁症患者与医生建立良好的医患联盟有什么意义？

医患联盟指的是医生和患者通过医患沟通技术，建立治疗所需要的友好关系，这是医生与患者之间为患者治疗而建立起来的友好联盟。

建立医患联盟是开展抑郁症治疗的前提条件，也是精神科治疗的核心所在。对于患者而言，与医生保持良好的合作关系，充分信任医生，可以增强治愈的信心，增加治疗依从性，从而提高治疗效果。对于医生而言，与患者保持良好的合作关系，得到患者的信任，可以更全面和准确地了解患者病情的发展，从而提出更适合患者的治疗方案，达到预期甚至超过预期的治疗效果，也能增加他们对自己工作的满意程度和价值感。建立积极的医患联盟，可以极大地促进患者的身心康复。

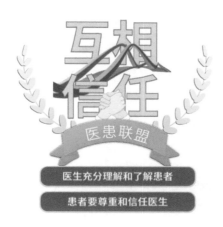

58. 如何与医生建立良好的医患联盟？

抑郁症治疗是一个长期过程，良好的医患关系是成功治疗的促进因素之一，而不好的关系可能会妨碍治疗往好的方向发展。建立良好的医患关系需要医患双方共同努力，患者的积极配合和支持在其中起着非常重要的作用。

作为患者，首先要调整好自己的心态，积极治疗。很多抑郁症患者有不正确的心态，觉得自己不值得帮助，还会内疚自责、躲避他人，或者觉得治疗已为时过晚等想法。其实抑郁症是可以治愈的，要相信自己能够被治愈，积极与医生交流，参与治疗讨论，情况允许可与医生、家属一起制订治疗计划和方案。医生通常时间资源有限，需要照顾到多位患者，无法长时间与一位患者交流，如果医生打断了患者的陈述，没有很好地回应，或是询问病情时过于直接、主观，缺乏温情和体恤，患者不要沮丧，不要把原因指向自己，内疚自责；当然也没有必要迁怒于医生。人与人的沟通需要一个磨合过程，即使熟识已久，也不能期望每次交流都畅通无阻，能随时随地彼此感同身受。我们要相互理解，尽量让双方沟通顺畅，专注于疾病与治疗的讨论。

其次，要做好诊前准备。诊疗期间可以学习一些关于抑郁症的知识，以便更清楚地了解自身的病情。我们应该理解，期望医生在门诊就诊期间向我们解释清楚所有关于疾病的疑问是不现实的，提前学习一些知识可以让自己在门诊与医生沟通得更顺畅。此外，还可以学习如何表达自己的感受，掌握与医生沟通的技巧。例如，就诊前想一下要让医生了解哪些最重要的信息，有什么问题需要咨询，打好腹稿或者写下来，沟通时按照重要程度先后提问；向医生陈述病情时，注意针对医生的提问作答，不要回避一些问题，也不要回答太长，可以直接询问医生这样回复是否过繁或过简；看诊后遵照医嘱服用药物，遇到不能处理的情况，如药物不良反应、药物起效慢等，应及时与医生联系；还可以记录好自己服药后的状态、每天的起居情况等，将这些告知医生，方便医生更充分地了解病情。

最后，要高度配合

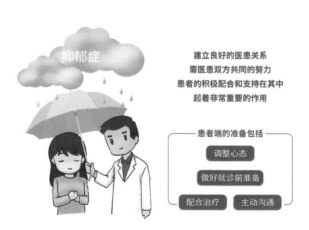

抑郁症

建立良好的医患关系
需医患双方共同的努力
患者的积极配合和支持在其中
起着非常重要的作用

患者端的准备包括

调整心态

做好就诊前准备

配合治疗　主动沟通

医生治疗。抗抑郁药物起效一般需要1～2周，初次治疗时会出现一些药物的不良反应，治疗一段时间无效时不要着急埋怨或指责医生，或者不再信任医生，要充分理解抑郁症治疗个体化差异较大，出现这些问题不一定是医生的问题。应该及时向医生反映情况，听取医生的建议，我们期待来自医生的鼓励，其实医生也需要来自患者的信任和配合。

如果以上这些您都做到了，但依然感觉不能与医生建立良好的联结，这时可以考虑换医生。不过需要注意，频繁更换医生可能会延误治疗进程，影响治疗效果，应尽量避免出现这种情况。

（二）药物治疗

59. 使用药物治疗对抑郁症患者有什么帮助？

抗抑郁药物治疗是抑郁症的主要治疗方法，能有效解除抑郁心境及伴随的焦虑、躯体症状和认知症状等。简单地讲，药物治疗可以使抑郁症患者紊乱的大脑神经递质恢复正常，从而缓解抑郁症状，如情绪低落等，而且在食欲、睡眠、躯体不适等方面也有所帮助。另外，药物治疗还可以起到预防复发的作用，患者接受了足够剂量及全病程的药物治疗，能够有效降低抑郁复发的风险。药物治疗通常在数周内可以改善抑郁症状，提升患者的生活动力和治疗信心，为接下来的心理治疗和康复打下良好的基础。

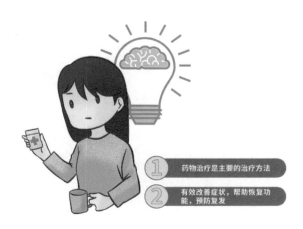

1 药物治疗是主要的治疗方法

2 有效改善症状，帮助恢复功能，预防复发

60. 抑郁症患者在治疗过程中可能会用到哪些药物？它们的作用分别是什么？

治疗抑郁症主要用到的药物是抗抑郁药，目前广泛使用的抗抑郁药种类包括选择性5-羟色胺再摄取抑制剂（selective serotonin reuptake inhibitor，SSRI）、选择性5-羟色胺和去甲肾上腺素再摄取抑制剂（serotonin and norepinephrine reuptake inhibitor，SNRI）、去甲肾上腺素和特异性5-羟色胺能抗抑郁剂（noradrenergic and specific serotonergic antidepressant，NaSSA）、褪黑素受体激动剂及多模式抗抑郁药等。抗抑郁药单药治疗是常用的初始治疗方案，医生会根据患者的具体情况，必要时使用两种甚至多种药物联合治疗。

对于复杂的、难治的抑郁症患者，除了抗抑郁药外可能还会用到其他类药物，如心境稳定剂、抗焦虑药物、抗精神病药物等。其中心境稳定剂主要是为了稳定情绪，可用于抗抑郁治疗的增效治疗，也可以降低转躁的风险。抗焦虑药物主要是用于消除抑郁症患者的紧张、焦虑和恐惧不安等情绪和躯体不适。抗精神病药物分为典型抗精神病药和非典型抗精神病药，其中非典型抗精神病药用于抗抑郁药物增效治疗，并可用于伴有精神病性症状的患者。

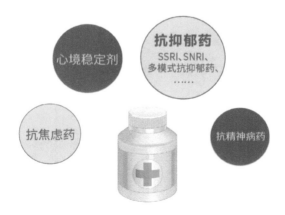

61. 抗抑郁药物的研发情况如何？

与其他治疗领域的药物研发（如抗肿瘤药）相比，抗抑郁新药的研发进展不太令人满意，不过近年来仍然呈现出加速趋势。随着对抑郁症发病机制研究的深入，一些有特色的新型抗抑郁药逐渐走向市场，如特异性作用于褪黑素受体的阿戈美拉汀、作用于多巴胺转运体的安非他酮，以及同时作用于5-羟色胺转运体和多个5-羟色胺受体的多模式抗抑郁药物伏硫西汀等。它们对抑郁症的治疗具有独特的优势，其中伏硫西汀是目前在国内最新上市的抗抑郁药。此外，近几年还有一些新药已在国外上市，但尚未进入国内市场，如艾司氯胺酮、别孕烯醇酮等。我们国内也有一些正处于研发中的抗抑郁新药，值得期待。相信随着对抑郁症的认识不断深入及科学技术的持续进步，可用于抑郁症治疗的"武器"也会越来越多。

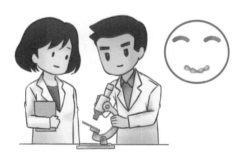

62. 选择抗抑郁药物时需要考虑哪些因素？

常听说有人使用某个药物效果不错，我能不能照方抓药？答案是"不可以"。抑郁症千人千面，选择抗抑郁药物不能"一刀切"，应遵循个性化用药准则。

选择合适的抗抑郁药物需要考虑很多方面。对医生来说应该考虑患者的症状特点、年龄、是否有共病、药物的药理作用（如半衰期、P450酶作用、药物耐受性、药物相互作用、药物代谢途径等）、患者之前的治疗方案、对药物的偏好，以及治疗成本、依从性等。其中，关于治疗成本的考量，不能仅考虑到药物或非药物治疗的直接成本，还要考虑到治疗带来的综合获益，要算经济上的总账。对患者来说需要详细诉说自己的病史，不隐瞒、不夸大，包括个体用药倾向、服药依从性、自身顾虑、家庭经济状况等。最终结合医生和患者的考虑，选择合适的治疗用药。

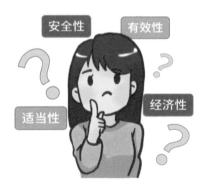

63. 传统医学对治疗抑郁症有效吗？如何选择？

抑郁症在传统医学中属于"郁证"范畴，传统医学认为郁证是一类以情绪不宁、忧愁易哭、胸部满闷、心烦易怒等为主要临床表现的病症，多为情志失调、气机郁滞所致。

传统医学治疗抑郁症，会根据患者的具体情况，多角度分析病变的相互关系和症状特点，从整体上进行治疗，既改善患者的躯体症状，同时也调理患者的体质，这是传统医学治疗抑郁症的特色。药物方面，目前在我国获得国家药品监督管理局批准，用于治疗抑郁症的植物药和中草药有圣·约翰草提取物片、舒肝解郁胶囊、巴戟天寡糖胶囊等，它们主要用于轻、中度抑郁症的治疗。近年来，针灸也已经开始用于抑郁症的临床治疗，其疗效也得到了一些临床研究的支持。

从循证医学角度看，目前国内外权威指南推荐的抗抑郁药物治疗，是当前各种抑郁障碍的主要治疗方法，主张首先选择安全性高、疗效好的新型抗抑郁药物作为一线用药。关于传统医学治疗抑郁症，还需要更多、更好的临床研究来证实其疗效。

64. 是不是两种或多种抗抑郁药物一起服用更有效？

在使用抗抑郁药物治疗的时候，可能有患者会产生疑问，既然药物有效，是不是两种或多种药物一起使用效果会更好呢？其实未必。抗抑郁药物首次使用时一般需要遵循单一使用原则，尤其是轻度抑郁发作，也就是说，要尽可能使用一种抗抑郁药物治疗，最大限度地降低药物不良反应及患者的经济负担。《中国抑郁障碍防治指南（第二版）》指出：一般不主张联合使用两种或两种以上的抗抑郁药物。

但是如果患者病情复杂，有些情况下需要多种抗抑郁药物联合应用。

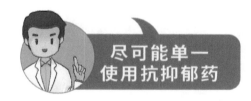

（1）换药无效，可以考虑联用两种作用机制不同的药物。

（2）部分难治性抑郁症患者，可以联合用药以增加疗效。

（3）伴有精神病性症状的抑郁症患者，可以采取抗抑郁药和抗精神病药物联合治疗。

65. 医生如何确定抗抑郁药物的使用剂量?

抑郁症患者在接受药物治疗的过程中，可能经常需要按照医嘱调整服用剂量，如时而增加、时而减少、时而维持不变，这样的变化让很多患者困惑不解。

其实，在临床上抗抑郁药物的使用剂量并不是一成不变的，医生需要视情况加减，逐步优化治疗方案。例如，在择定抗抑郁药物后，医生会根据患者的年龄、体质、伴发疾病等情况，确定起始服用剂量（一般为该种药物推荐最小服用剂量或更小），然后制订剂量增加计划，每天或隔天或较长时间增加剂量。这时医生会根据患者的病情变化和对药物不良反应的耐受情况，调整剂量增加计划，如果不良反应明显，那么剂量增加就要慢一些，直到达到最佳有效剂量（即可以起到治疗作用时不良反应相对较小、治疗效果最大的剂量）。

抗抑郁药的剂量掌握是十分关键的，如果剂量太小会达不到治疗效果，剂量太大会增加安全风险，难以耐受。所以医生需要综合权衡药物对患者的有效性和安全性。通常情况下，抗抑郁药物在1~2周可以达到有效剂量。如果治疗有效，可以维持相同剂量4周，再根据疗效和耐受性确定是否进行剂量调整。

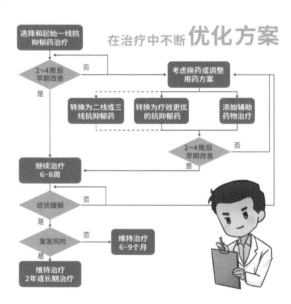

66. 什么情况下需要增加药物剂量？为什么不能擅自增加剂量？

在服用抗抑郁药期间，有时服用一段时间效果不理想，患者可能会认为是药物剂量不够造成的，甚至不与医生商量就擅自增加剂量。这样做其实是有危险的。

医生为患者设定抗抑郁药初始剂量，需要综合考虑患者年龄、身体状态、药物耐受能力、伴发疾病、经济支付能力、治疗预期、既往用药情况、匹配的非药物治疗疗效等。而且抗抑郁药物起效时间一般为2～4周，暂时效果不理想是正常的，不一定是药物剂量不够。另外，如果需要调整药物剂量，一般需要遵循逐渐加量的原则。擅自增加剂量，不但不能取得更好的疗效，反而有可能因为不能耐受药物而停药，最后延误治疗。

如果服用抗抑郁药物2周后症状还没有明显改善（抑郁症状评定量表减分率＜20%），并且医生判断药物剂量有上调空间，患者耐受性评估情况较好，可以在医生的指导下适当增加药物剂量。如果服药后表现出一定疗效（抑郁症状评定量表减分率≥20%），可以在维持相同剂量治疗至4周后，由医生根据疗效和耐受性情况决定是否调整剂量。

总之，治疗方案调整的决定必须由主诊医生结合疗效和耐受性谨慎决定，患者可以参与讨论，但是不能擅自增减剂量。

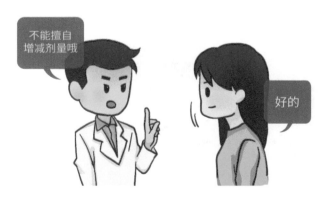

67. 抗抑郁药多在饭前还是饭后、晨起还是睡前服用?

抗抑郁药物一般与食物同服或饭后服用,这是因为消化道不良反应是抗抑郁药物的常见不良反应,服药后可能会出现恶心、呕吐、便秘等症状。虽然对大部分患者而言,这些症状会在服药1~2周后逐渐消失,但还是有小部分患者症状仍会持续存在。药物与食物同服或饭后服用,对缓解消化道症状有一定的作用。

大部分抗抑郁药物可在晨起服用,因为一般早上抑郁情绪相对较重。但也有少部分抗抑郁药物镇静作用较强,或有改善睡眠的作用,如去甲肾上腺素和特异性5-羟色胺能抗抑郁剂等,为了不影响日常的工作和生活,最好在睡前服用。值得注意的是,不同药物作用机制不同,药物疗效也存在个体差异,因此按照医生的建议服用更为稳妥。

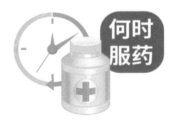

如有明显的消化道不良反应

可考虑与食物同服或者饭后服用

如有明显镇静作用,会影响日常工作生活

可考虑睡前服用

68. 服药期间有什么饮食禁忌?

服用抗抑郁药物期间一些不当的饮食习惯可能会影响药物疗效,甚至导致不良反应发生，因此患者在服药期间要注意饮食。

抑郁药最常见的不良反应为消化道相关症状，如恶心、呕吐、食欲下降、便秘等，所以要尽可能减轻消化道负担，少吃或不吃生冷及辛辣刺激性的食物，除非这些食物相比于其他食物更能被患者的消化道所适应。

抑郁症伴睡眠障碍的患者需要谨慎饮用咖啡、浓茶，尤其是傍晚以后。咖啡、浓茶本身可影响睡眠，同时也可能会影响药物疗效发挥。另外，在服药期间最重要的是要禁烟、限酒，烟酒本身可影响大脑兴奋性，同时也可能会影响药物疗效的发挥，还会带来依赖的可能性。

单从饮食角度看，服用抗抑郁药物期间并没有严格的饮食禁忌，抑郁症患者只需规律健康饮食即可，无须安排特殊饮食。

69. 服用抗抑郁药物一般多久能够改善症状？如何评估药物的疗效？

药物治疗需要保证剂量充足、全病程治疗。一般在药物治疗2～4周时开始起效。有研究显示，药物治疗的有效率与时间呈线性关系。如果患者使用足量药物治疗4～6周仍无效，换用同类其他药物或作用机制不同的药物可能有效。

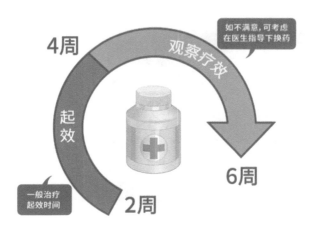

那么如何评估药物治疗是否有效呢？首先患者可以通过自身感受来判断，如感到情绪低落、精力缺乏、愉快感缺失、注意力难以集中、记忆力减退等症状有所改善。其次，患者的家人、医生可以从患者的表情、行为表现来感受患者的病情是否在逐步好转，从而判断药物治疗是否有效。这样的方法以主观感受为主，可能存在失误，而要得到准确的评估结果，应该采用最为权威的办法，那就是去医院由医生对患者进行专业的精神访谈，并采用量表评估工具帮助评估病情变化。这些在复诊的时候医生会合理安排，因此患者应该重视复诊，并按时复诊。

70. 在医生预估的起效时间内药物作用不明显，应该怎么办？

对抑郁症患者来说，服用抗抑郁药物后，在预估的起效时间内症状无改善或改善不明显也是经常发生的事情。首先患者及家属要清楚，抗抑郁药物起效需要一定的时间，一般为2~4周，这段时间内要遵医嘱服药，配合运动、心理治疗等，不能急于求成。如果到了一定的时间，症状改善仍不明显，需要及时就诊，向医生描述自己的病情变化，配合进行专业测评，回顾之前的治疗方案，说明有无自行减药、停药，并与医生商量是否需要加药或换药。

即使像高血压、糖尿病这样的慢性病，也需要与医生一起摸索一段时间才能有一个稳定的治疗方案。而抑郁症更是千人千面，这个摸索的

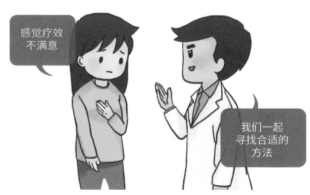

过程更不可避免，所以选择某个治疗方案的疗效不明显，与我们的预期有差距，是很常见的事情，背后的原因是医学学科发展的局限。为使自己尽早康复，此时更应抱有信心，信任医生，积极配合，一起摸索出适宜的治疗方法。忌浅尝辄止，草率中断治疗，过一段时间又改主意，换医院、换医生，又从头开始摸索，这样最终浪费掉的是自己的时间。

71. 换药期间需要注意些什么？

如果患者按时、按量服用药物，但到了预计起效时间还是没有效果，这时不要擅自停药，要尽早联系医生，遵照医生的意见换药。换用的药物可能与上一种药物作用机制相同或者不同，但都有可能达到治疗效果。

值得注意的是，多数药物在换药期间均需要逐渐减量或逐渐加量。也就是说停用第一种药物时，要缓慢减少药物剂量直至停药；新换的药物也是逐渐增加剂量直至达到有效剂量。换药期间，患者要密切注意自身情况，如果出现不良反应要及时与医生联系，听从医生的意见调整药物剂量或重新更换其他药物。

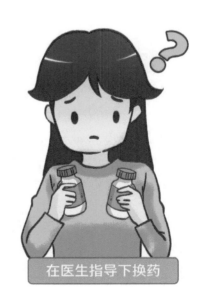

在医生指导下换药

换药过程与初始治疗一样重要，缓慢减少之前的药物直至停药，逐渐增加新的药物，需要一定的时间，因此患者要有耐心，待换用的药物起效后症状才有可能逐渐好转。

72. 抗抑郁药物的不良反应主要有哪些?

很多患者在第一次使用抗抑郁药物时会出现不良反应,表现出焦躁不安,甚至出现自杀想法等,但是这些不良反应会随着时间的推移减少或消失。不同抗抑郁药物的常见不良反应也有所不同,大部分新型药物的总体耐受性良好、治疗中断率低、安全性较高。

抗抑郁药物的不良反应会涉及身体多个系统,包括消化系统(如口干、便秘、恶心、呕吐、腹泻等)、神经系统(如头痛、头晕、震颤、惊厥、失眠等)、心血管系统(如心动过速、心律失常、高血压等)、泌尿生殖系统(排尿困难、勃起或射精困难等),还会引起其他症状,如视力模糊、多汗、骨质疏松、体重增加等。

此外,有一些非常少见但比较严重的不良反应需要特别注意。

(1)5-羟色胺综合征:通常表现为自主神经功能紊乱(出汗、寒战、发热、腹泻等)、精神状态改变(意识障碍、坐立不安、激越、类躁狂表现)和神经肌肉异常(肌阵挛、反射亢进、震颤、共济失调等),严重时可危及生命。

(2)自杀:没有明确的迹象表明在年轻人或老年人中使用新型抗抑郁药物与自杀有关,但在儿童和青少年中可能存在,仍需要进一步研究。在用药最初2~4周内需要评估自杀风险,因为药物的不良反应与症状的叠加效应可能导致自杀风险增高。

有些药物承诺百分之百安全有效、无不良反应是不可信的,越是经过详细研究的药物,说明书中对不良反应的描述越详细,因此不要因为药物产品说明书中将不良反应写得很详细而感到害怕,甚至拒绝服药。

如果在治疗过程中出现药物不良反应,处理原则是:首先,遵照医嘱继续服药,不擅自停药;其次,要慎重对待,详细体会、记录每次服药后的反应，并与医生交流，采用合适的应对措施，如调整用药时间和剂量、换用其他药物、对症治疗等，最终找到安全性与疗效达成最佳平衡的治疗方案。

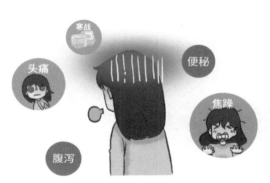

各类药物的不良反应不同
但总体安全
儿童青少年使用抗抑郁药物早期
要警惕自杀风险

73. 服药期间会不会存在出现了不良反应，药物却还没有起效的现象？这时该怎么办？

这种现象是可能存在的。抗抑郁药物通常要服用2～4周才开始起效，6～8周病情才会明显好转或基本恢复到正常状态。由于抗抑郁药物起效较慢，患者在服药后短期就可能出现不良反应，如头晕、头痛、恶心等，此时就会影响到患者服药的依从性。作为患者，我们需要了解，服药初期大多数情况下的不良反应是不严

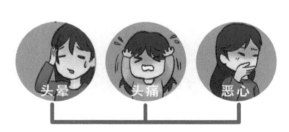

如遇不能耐受的药物不良反应
要及时询问医生

重的，如果在个体耐受范围之内，建议继续坚持服药。稍严重时，也可在医生指导下暂时减少服药剂量，或采用调整服药时间，以及适当使用一些简单的对症治疗等手段，待不良反应减轻后再逐渐恢复到原先的药物剂量水平。但是，如果不良反应持续加重无法耐受，就应该尽快到医院复诊，考虑是否换药，或辅助其他治疗手段。

74. 服药期间出现消化系统不良反应（如恶心、呕吐、口干、食欲下降、便秘等）应该怎么办？

有些抗抑郁药物会引起消化系统不良反应，如恶心、呕吐、口干、食欲下降、便秘等。在服药前，医生可能会对这方面的情况做充分说明，并给出应对之策。如果出现这些药物不良反应，可以采用分次服药、与食物一起服用或在睡前服用等方法来应对。这些胃肠道不适通常在服药2～4周后可自行缓解。另外，如果恶心、呕吐的不良反应较为严重，不能耐受，需要及时复诊，医生可能会考虑换用其他胃肠道不良反应较小的药物；也可能增加改善胃肠道不良反应的药物，帮助缓解症状，尽快耐受相关药物。如果出现口干、食欲下降或便秘等情况，要注意饮食清淡，忌辛辣等刺激性食物，采用少量多餐的方式，多饮水，适当加强身体锻炼。如果不能耐受这些不良反应，需要及时就医，对症治疗或换用其他抗抑郁药物。

75. 服药期间出现心血管系统不良反应（如心律失常、高血压、直立性低血压等）该如何应对？

有些抗抑郁药物会引起心血管系统不良反应，包括心律失常、高血压、直立性低血压等，但概率很小。

发生心血管系统不良反应，如果症状轻微，先减缓自己的活动，出现体位性低血压时，在体位变化时动作要缓慢，避免长时间直立状态；发生头昏、眼花、站立不稳时，采取头低体位（去枕平卧，垫高下肢），缓解突然的体位变化引起血压下降导致的脑短暂血流量减少。如果症状严重，需及时就医，密切监测心率或血压，听取医生的意见，采取相应措施，如使用相应的药物对症治疗或者换用其他抗抑郁药等。

此外，超大剂量使用抗抑郁药可发生心脏毒性作用，这种情况在顿服药物自杀的患者中比较常见，如心电图改变、传导阻滞或心律失常等，因此在大剂量用药时要遵医嘱定期做心电图检查，如有异常要引起重视，立即反馈给医生。

76. 服药期间出现泌尿生殖系统不良反应（如排尿困难、勃起功能障碍等）该如何应对？

抗抑郁药物可引起泌尿生殖系统不良反应，如排尿困难、勃起功能障碍等，各种药物均有可能发生，发生率参差不齐。此类不良反应多发生在服药治疗初期，随着时间推移，症状会逐渐减轻或消失。如果患者出现了这些不良反应，可根据医嘱先观察一段时间，不能擅自停药。如果症状持续加重或无缓解，需要告知医生，权衡各方面因素，根据患者情况给予对症治疗、调整用药或更换不良反应较小的药物。

77. 服药期间出现神经精神系统不良反应（如头痛、失眠、癫痫等）该如何应对？

服用抗抑郁药物后，如果出现头痛、头晕、肢体感觉异常，应及时就医，评估并排除其他病因后再对症治疗；如果出现失眠，可将药物调整到早晨服用或遵医嘱使用改善睡眠的药物，并参加睡眠卫生教育（如改变不良作息习惯）或进行认知行为治疗；如果出现癫痫发作，应及时就医，必要时停药或辅助抗惊厥药物。这些不良反应一般呈一过性，患者在适应药物剂量后，均会有所减轻。如果长期存在上述症状，则需要提高警惕，应及早去医院寻求医生的帮助，停药或换药治疗。

78. 哪些抗抑郁药会引起体重增加？该如何应对？

会引起体重增加的抗抑郁药物包括部分选择性5-羟色胺再摄取抑制剂、去甲肾上腺素能和特异性5-羟色胺能抗抑郁剂、三环类抗抑郁药等。它们引起体重增加的原因多种多样，如影响摄食中枢，食欲增加，摄入增加，影响葡萄糖和脂肪的代谢，使外周脂肪利用减少、过度镇静、嗜睡，运动量减少，消耗降低等。

如果患者出现体重增加，则需要控制饮食量，调整饮食结构，减少高脂高糖的摄入，适当参加体力活动或运动，或者与医生商议换用其他对体重影响较小的药物，必要时接受药物对症治疗。

79. 服用抗抑郁药后白天嗜睡该怎么办？

在服用镇静作用较强的抗抑郁药物后，常出现白天嗜睡、乏力等不良反应，而且多见于用药初期。遇到这种情况，患者应与医生沟通，听从医生的意见调整药物服用方式，如增加晚上服用的剂量，减少白天的剂量；若每日药物剂量使用较小，则调整为晚上顿服。另外，如果症状较严重，

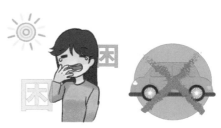

如果服用药物后出现日间困倦
严禁驾车，避免危险行为

要及时就医，考虑换用其他抗抑郁药物。需要注意的是，服药后日间困倦的患者，严禁驾车，避免发生危险。

80. 为什么有的抗抑郁药物使用一段时间后会出现情感麻木现象，既感觉不到快乐，也感受不到悲伤？该如何应对？

在临床工作中，抗抑郁药物的不良反应涉及躯体多系统，包括情感/行为相关症状。有些患者服用抗抑郁药物一段时间后出现情感麻木，感觉不到快乐也感受不到悲伤，这种情况可能是疾病本身的特点之一，也可能是与药物相关的不良反应，它可能会在患者痊愈之后仍持续存在，且任何年龄段均可发生。目前其发生机制还不明确。

如果经医生评估，这种情况是服用抗抑郁药物导致的，患者自己感觉痛苦，影响工作和生活，需要寻求专业医生帮助，与医生共同商议是否需要调整其他抗抑郁药物来治疗。

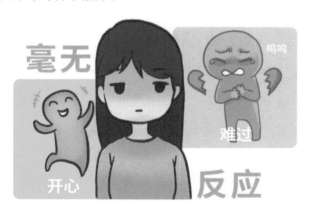

81. 服用抗抑郁药物过量该如何处理？

部分抑郁症患者可能会出现故意或误服过量药物的情况。抗抑郁药物服用过量不仅会对身体造成伤害，引起中毒反应或加重原有的不良反应，还会影响整个治疗过程。因此，患者应该遵医嘱用药，可以采取合适的方式设置提醒，保证按时、按量服用，如设置手机用药提醒、记录服药笔记或使用新型智能药盒等。如果自己难以做到，可以请身边的家人、朋友监督。如果出现过量用药情况，应该及时就诊，积极配合医生完成相关检查和治疗。

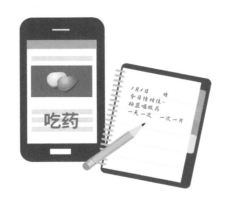

82. 患者通过服用药物病情得以稳定，生活和工作也基本恢复正常，但还处于治疗巩固期，此时是否可以停药？

在巩固治疗期，如果病情还没有达到完全稳定的状态，复燃风险较大。坚持治疗的患者中仍然有20%的复燃率，而停止药物治疗的患者，复燃率高达85%。因此，为了降低复燃风险，处于治疗巩固期的患者即使病情稳定后，也应坚持服用药物，完成4~9个月的巩固

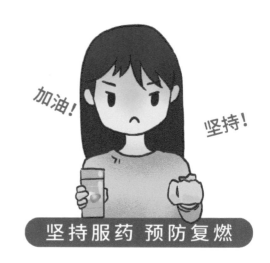

期治疗，对于既往有抑郁发作或明显残留症状的患者，可能还需要适当延长巩固治疗的时间。总之，在巩固期治疗阶段，即使病情较稳定，也不可自行停药。何时停药、如何停药，应在医生的指导下进行。

83. 如果是首次抑郁发作，药物治疗后恢复较好，还需要继续维持用药吗？

根据《中国抑郁障碍防治指南（第二版）》，对于首次发作并已经在急性期使用抗抑郁药物治疗达到临床治愈的患者，推荐继续巩固治疗4～9个月，原则上应继续使用急性期治疗有效的药物，治疗剂量不变。因此，对于首次抑郁发作的患者，如果药物治疗后恢复好，但是没有完成全病程治疗，建议继续坚持全病程的药物治疗，以减少复燃、复发的风险，获得最佳的治疗预后。

84. 轻度抑郁症病情缓解后就可以停药吗？根据什么判断可否停止药物治疗？

轻度抑郁症患者病情缓解后不建议立即停药，因为症状缓解后可能还有残留症状，即使存在轻度的残留症状，也会影响患者的社会及心理功能，增加复燃及复发的风险。所以对于部分治疗有效的患者，更加不可过早结束药物治疗。

如果想停止药物治疗，需要寻求专业的医生帮助，经过严格的医学评估，达到痊愈要求后才可以考虑在医生的指导下停药。大致需要满足以下几点。

（1）症状已经消失或稳定缓解至少6个月。

（2）社会功能恢复良好，能够正常工作学习和生活，且这种稳定状态已保持至少半年。

（3）各种量表检查的评分达到停止服药的标准。

关于可否停药，患者还需要与医生共同评估继续用药和停药的效益风险比，即慎重权衡继续用药带来的预防复发的益处，以及导致的不良反应、经济负担及在生活方面的不利影响等问题。

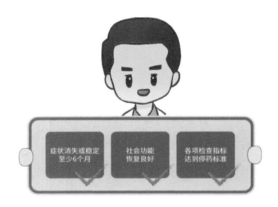

？ **85. 为什么停用抗抑郁药时要逐渐减量直到最终停止，而不能直接停药？**

当考虑停止抗抑郁药物治疗时，需要缓慢减少剂量，在几周甚至几个月时间内逐步停止。这是因为如果直接快速中断药物，可能会引起撤药综合征，而缓慢停止、逐渐减量可以降低撤药综合征的发生风险。

撤药综合征通常表现为厌食、恶心、呕吐、体重减轻、肌肉疼痛、关节疼痛、发热等，还可能出现精神症状及神经系统症状，如焦虑、失眠或多梦、情绪不稳、感觉异常等，有可能被误诊为病情复燃或复发。值得注意的是，撤药综合征并不是药物依赖或成瘾。

撤药期间，患者要密切关注身体和情绪的变化，并与医生保持联系，随时沟通自身的情况。如果出现不适，要听从医生的建议去医院检查，或者减缓停药的剂量。同时也要了解，此期间出现的撤药反应多程度轻微、持续时间较短，不必恐慌。

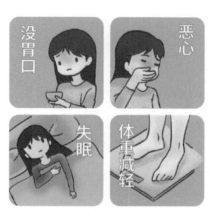

在医生指导下逐渐减停药物
警惕撤药综合征的发生
注意与病情复燃、复发鉴别

86. 什么情况下需要联合使用抗焦虑药物？使用时需要注意什么？

临床上，抑郁症伴焦虑症状或共病焦虑症的情况比较常见。由于抗抑郁药物在初始治疗阶段会加重焦虑症状，应从小剂量开始逐渐加量。如果患者焦虑症状明显，可以合并使用苯二氮䓬类药物如氯硝西泮、阿普唑仑等。

在使用苯二氮䓬类药物时，需要注意两点：①长期服用苯二氮䓬类药物可产生药物依赖及头晕、震颤等不良反应，且抗抑郁药物起效后焦虑症状也会逐步得到改善，故《中国抑郁障碍防治指南（第二版）》不建议长期使用苯二氮䓬类药物，一般使用时间不超过1个月。②待焦虑症状改善后，这类药物不建议直接停用，需要逐渐减停，遵照医生提出的减药、停药方案来执行，以避免出现戒断反应。

87. 抗抑郁药物一旦开始服用，是不是就得终身服药，不能停药？

多数患者不需要终身服药。抑郁症治疗是一个系统工程，不仅包括药物治疗、心理治疗、物理治疗和不可忽视的家庭支持系统的作用，还包括患者自身在饮食、运动、社交等生活管理方面所做的持续努力。尤其那些初次发病、治疗效果较好、没有家族史和童年期创伤经历、目前也不存在持续外界压力源，即再次发作风险很低的患者，维持期治疗结束后可在医生指导下逐渐减药、停药。

但如果患者反复发作3次以上，或者治疗后存在残留症状，最好不要停药。如果一定要停药，行动前要特别征求医生的意见，因为停药2个月内复发风险最高，所以停药期间要坚持随访，仔细观察停药反应或复发迹象，必要时可快速重新启用此前有效的药物治疗方案。

88. 抗抑郁药物是不是像有些精神药品一样具有成瘾性？

由于作用机制、成分、特点和治疗范围不同，抗抑郁药与毒麻类精神药品属于不同类药物。目前部分精神药品被划入国家管制药品目录，旨在控制该类药品的生产、运输、销售、储存过程，避免被不法人员滥用。而抗抑郁药的作用机制与精神药品不同，规范治疗下不存在滥用风险，也无成瘾性，且不会让服用药物的患者失去抵抗能力。

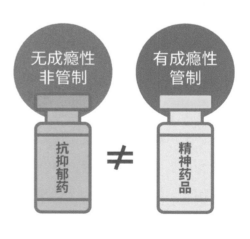

89. 为什么服用抗抑郁药初期自杀风险反而会增加？

关于抗抑郁药物是否会增加自杀风险，目前还未有定论。但是，多数临床医生认为抗抑郁药物起效慢，通常需要2～4周，加之患者服药前期可能诱发其他不良反应，即抗抑郁药物的起效时间晚于其可能引起不良反应的时间，导致患者在承受抑郁情绪的同时还要承受不良反应，进而加重心理负担，放弃求生信念。这种情况在青少年和老年人群中更为常见。

（三）心理治疗

90. 抑郁症患者进行心理治疗的目的是什么？

心理治疗是指心理治疗师通过采用专业的心理治疗技术，与患者建立良好的咨询关系，以解决情绪、行为适应不良等问题。抑郁症患者进行心理治疗的目的主要包括以下几点。

（1）帮助减轻和缓解由于心理问题引起的相关抑郁症状。

（2）改善和提高使用药物治疗的依从性。

（3）改善抑郁症带来的各种不良心理社会性后果，如夫妻关系不和睦、亲子关系紧张、自我评价过低、社交退缩等。

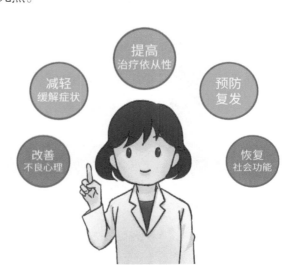

（4）帮助患者最大限度地恢复工作、学习等社会功能。

（5）与抗抑郁药物协同作用，预防疾病复发并降低自伤、自杀风险。

91. 抑郁症治疗常用的心理治疗方法有哪些？

心理治疗根据其学术理论与施行要点，可分为分析性心理治疗、认知性心理治疗、支持性心理治疗、行为性心理治疗、人际性心理治疗等种类。在这些不同流派的心理治疗方法中，目前可用于抑郁症治疗且有较多循证证据、疗效肯定的有认知行为治疗、人际心理治疗等。认知行为治疗可以减轻患者的抑郁症状、改善行为应对能力、矫正认知偏见及降低疾病复发率；人际心理治疗可以帮助处理患者的人际问题、提高他们的社会适应能力等；他们都是《中国抑郁障碍防治指南（第二版）》推荐的一线心理治疗方法。

另外，《中国抑郁障碍防治指南（第二版）》中还推荐了其他心理治疗方法，包括行为治疗、精神动力学治疗、家庭与婚姻治疗、团体治疗等，均对抑郁症治疗有一定的疗效。例如，家庭与婚姻治疗可改善康复的抑郁症患者的家庭或夫妻关系，减少家庭环境对疾病复发的影响。

除上述主流的治疗方法，随着社会技术的不断发展，也逐渐出现问题解决疗法、网络心理治疗、基于电话的心理治疗等一些新兴的治疗手段。

92. 认知行为疗法适合哪些患者？

认知行为疗法是一种限时、强化、侧重症状的心理治疗方法，其要点是通过修正抑郁症患者对自我、他人、周围环境的不合理信念和态度，来减轻抑郁症状，改善人际关系，在现实生活中改变不恰当的认知与行为，帮助患者提升适应社会的心理能力。认知行为疗法可以作为抑郁症患者一线治疗的选择。《中国抑郁障碍防治指南（第二版）》指出，轻、中度抑郁症患者在不同时期运用认知行为疗法治疗时，可以单独使用或与药物联用。有证据显示，认知行为疗法在抑郁症急性期治疗中可有效减轻抑郁症状，在巩固期和维持期治疗中可有效预防或减少复燃与复发，但对严重抑郁症患者疗效欠佳。其中，急性期治疗的疗程一般推荐为12~16周（平均每周1次，治疗初期可每周2次，以利于早期减轻抑郁症状）。

93. 森田疗法、正念冥想等可以单独运用来治疗抑郁症吗？

森田疗法、正念冥想均属于心理治疗方法的范畴，主要针对康复期治疗，部分轻症患者可以尝试单独使用，中、重度患者单独使用效果有限，建议结合药物手段联合治疗。

森田疗法是以东方文化为背景创立的一种心理疗法，要求患者通过亲自体验、理解，达到治疗的目的，强调"顺其自然，为所当为"。正念冥想又称为正念减压法，通过冥想的方法对身体、心灵和情感进行感知和觉察，发展自我意识，达到平静心灵、摆脱痛苦的目的。目前的临床研究结果支持正念疗法在抑郁症康复期治疗中的作用。

94. 如何看待心理治疗和药物治疗的关系？

心理治疗与药物治疗是两种不同的治疗手段，虽然在某些方面，尤其是重度抑郁症急性期的治疗上，心理治疗的效果逊色于药物治疗，不宜单独使用，但是其在抑郁症治疗中与药物治疗有着同样重要的地位。

首先，心理治疗的效果在某些时候并不比药物治疗差，对于轻、中度抑郁症患者，心理治疗的疗效与抗抑郁药疗效相仿。其次，心理治疗可以达到独特的治疗效果，改善有心理障碍的抑郁症患者在某一方面的功能，如提高有社会退缩表现的患者的社交技能、校正患者的不良认知偏见等。最后，心理治疗与药物治疗联合使用，可以有效提高治疗效果并降低复发率。尤其是对存在人格、认知、行为等问题的患者或在患者遭遇较为明显的不良事件时，在药物治疗的基础上联合心理治疗效果会更好。

总之，在抑郁症的治疗过程中，可能会采用药物治疗、心理治疗或其他非药物治疗等多种方式，治疗方案也可能具有多元化，患者应该听取医生的专业意见，合理地选择适合自己的治疗方案。不能因为担忧心理治疗的疗效不好而刻意回避心理治疗，也不能因为害怕药物的不良反应等因素而只选择心理治疗。

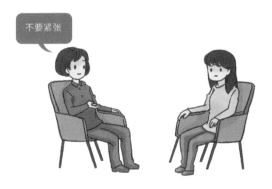

95. 什么情况下患者可以单独采用心理治疗？

《中国抑郁障碍防治指南（第二版）》提出：一些轻、中度抑郁症患者，尤其是对药物治疗无法耐受者，可以在医生指导下单独采用心理治疗。一般而言，心理治疗适用于不同严重程度的抑郁症患者的各个治疗阶段，但是由于治疗周期长，不能单独用于重度抑郁症患者，以及伴有精神病症状、有自杀企图或者行为的患者。对于轻、中度抑郁症患者和特殊患者（如儿童青少年、孕产妇、药物不耐受者等），如果患者愿意接受，在急性期治疗时也可以选择单独心理治疗。值得注意的是，心理治疗的针对性较强，不同原因引起的抑郁症，心理治疗的方案也有所不同。是否可以单独采用心理治疗，以及选择何种心理治疗方法，需要遵从医生的指导和建议。

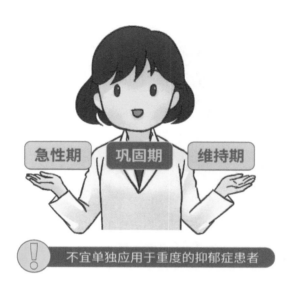

96. 心理治疗的主要方式是交谈吗？做心理治疗是找医生还是找心理治疗师？如何选择合适的心理治疗师？

患者接受心理治疗时，主要方式是交谈，但是心理治疗并不是简单的谈话，而是由训练有素的治疗师按照治疗规范，与患者建立起工作关系，以减轻患者症状，纠正不良行为方式，促进患者人际关系改善，更好地适应社会环境。

抑郁症患者进行心理治疗时，应当选择正规从事心理治疗的医生（或心理治疗师）。由于心理医生或心理治疗师在选择某种心理治疗方案时需要考虑患者的疾病特征，以及药物治疗的起效时间和疗效，一旦确定需要进行心理治疗，必须将心理治疗方案有机地结合到整体治疗方案中去，而不是独立于整个治疗方案之外，这些都需要很强的专业训练和背景。

那么患者如何选择心理医生或心理治疗师呢？首先要选择有专业背景且具有良好口碑的治疗师，这样更容易建立信任感，快速进入治疗状态；其次，在治疗过程中要亲身体验治疗师的实际理论水平和技术水平；最终，如何选择还是要在实际治疗过程中去感受治疗师是否对自己有所帮助。如果一个治疗师既有很高的专业素养，又有丰富的治疗经验，患者也愿意积极配合其治疗，并且在治疗过程中可以获得持续的症状改善和功能恢复，那么这位治疗师就是合适的。

97. 如何评估心理治疗的疗效？什么情况下说明患者情况有所好转？哪些因素会影响心理治疗的效果？

各种心理治疗方法的目标不同，疗效的评价标准也不一样。心理治疗结束后，在评价治疗效果时，患者必须在医生的帮助下，采用多种客观、可靠、有效的评估工具，评价其多方面功能的改变，包括外在的显性症状、情绪和行为，内在的认知模式、自我感知和人格特征，以及总体的社会功能和生活质量。同时，由于有些心理功能无法直接测量，除了用客观评估工具，还应参考治疗师对疗效的主观评价和患者对治疗效果的自我评价。如果通过评估工具测量患者的情感症状、躯体症状和认知症状较未接受治疗之前有持续性改善，且治疗师和患者的自我感觉均有变好，则说明病情有所好转。

与药物治疗一样，心理治疗的效果也受到患者和医生两个方面因素的影响。在医生方面，治疗师的资质、接受的培训及其治疗技术等对治疗的有效性有很大影响。在患者方面，患者的病情严重程度、病程、早年生活经历（如心理创伤）、对心理治疗的观念和态度、治疗的依从性、文化教育背景和社会支持体系等对心理治疗的疗效也非常关键。另外，在心理治疗过程中，治疗师与患者建立良好的治疗联盟也是治疗起效的关键因素。

98. 做心理治疗会不会有"不良反应"？出现了应该怎么办？

心理治疗可能会有一定的"不良反应"，例如，需要花费一定的时间和足够的耐心，还会产生一定的咨询费用。同时，心理治疗本身也可能会让患者产生焦虑或其他强烈的体验或反应，会让部分患者感觉不适和更加困扰。一般而言，如果急性期治疗4～8周患者症状无明显改善，应该请治疗师重新评估患者情况，确认诊断是否准确，考虑调整心理治疗方案，或者转介其他心理治疗师及精神专科医生处理。

（四）物理治疗

99. 抑郁症患者什么时候需要物理治疗？有哪些物理治疗方法？效果如何？

物理治疗是抑郁症的综合治疗手段之一，包括生物反馈治疗、使用电或磁刺激作用于某些特定脑区的侵入性或非侵入性技术、迷走神经刺激等。目前我国临床常用的为非侵入性物理治疗，包括改良电休克治疗、重复经颅磁刺激等。

抑郁症的治疗主要还是依赖于药物治疗和心理治疗。那么什么时候选择运用物理治疗呢？如果患者

如果患者伴有：

精神病性症状	紧张综合征
拒绝饮食	有自杀风险

需快速控制症状或药物治疗无效、
无法耐受药物治疗可以选择

物理治疗

伴有精神病性症状、紧张综合征、拒绝饮食、有自杀风险，需要快速控制症状或药物治疗无效、无法耐受药物治疗，可以选择改良电休克治疗，待症状改善后可换用重复经颅磁刺激治疗等。此外，对于轻、中度抑郁症患者不愿接受药物治疗的，也可以考虑采用生物反馈治疗及重复经颅磁刺激治疗等物理方式。

100. 改良电休克治疗能给患者带来什么帮助？使用时有哪些注意事项？

改良电休克治疗可以有效帮助患者改善抑郁症状，如情绪低落、兴趣减退、木僵、神经紧张等，使病情迅速得到缓解，降低自杀风险。电休克治疗是一种有效的治疗抑郁症的方法，根据文献报道，与其他抗抑郁药物相比，改良电休克治疗疗效更为显著，其治疗有效率可高达70%～90%。

在使用改良电休克治疗前，需要注意提前做好体格检查，并进行麻醉风险评估，以保证使用安全。确定使用改良电休克治疗后，需要注意以下几点。

（1）禁食、禁水4小时以上。

（2）治疗后不着急饮食，一般2小时左右可以进流食，4小时后才可正常进食。

（3）如果有头晕、头痛的情况，最好卧床休息，减少外出，下床或如厕时动作宜慢。

（4）如果有服用抗惊厥药物，在治疗过程中建议减少剂量或停用。

101. 改良电休克治疗会不会有风险？一般需要治疗多长时间？

改良电休克治疗时会给患者脑部通入一定量的电流，造成短时间内失去意识，伴随身体抽搐，听上去感觉比较恐怖，患者及家属可能会担心此方法会带来痛苦及危险。其实，改良电休克治疗的安全性较高，经过严格评估后规范操作，安全性通常有保障。与服用药物治疗可能会产生药物不良反应一样，电休克治疗也可能会引起不良反应，如头痛、肌肉痛、恶心、记忆力下降等。这些症状在短时间内均可以缓解，即使不良反应较重，经过对症治疗也会消失。如今随着改良电休克治疗方法的广泛应用，在传统电休克治疗基础上加上静脉麻醉和肌肉松弛，肌肉痛、头痛、记忆力下降等不良反应的发生也较前明显减少，安全性明显提升。

一般而言，改良电休克治疗用于急性期治疗时，每日治疗可以从1次过渡到隔日1次，或者首次就隔日1次，一般治疗7～12次，通常不超过20次。在实际临床中，具体疗程和方案的制定受到多种因素的影响，如目前疾病的严重程度、对起效时间的快慢要求、诊断是否正确、对电休克治疗的反应程度等。一般医生会综合考虑这些因素，根据患者的实际情况做出相应的处理。

需要注意的是，如果症状没有完全缓解或者没有达到治疗的平台期，不要中断治疗，否则会增加复发的可能性，而且复发症状会更严重。

102. 改良电休克治疗期间可以继续服用药物吗？会不会对治疗效果产生影响？

在改良电休克治疗期间，有些药物可以继续服用，如抗抑郁药等；但有些药物不建议继续使用，如抗惊厥药，在电休克治疗中最好停用或减少剂量到最低；苯二氮䓬类药物会降低电休克治疗的疗效，所以使用电休克治疗期间建议减少剂量或停用。目前锂盐与改良电休克治疗联合使用的安全性存在质疑，所以也要慎重使用。另外，电休克治疗后患者可能会有不适，所以如果要服用药物，需要与之错开时间，以免患者吃不下药；而且，电休克治疗期间，抗抑郁药物或抗精神病药物的剂量也可以适当减少。

（五）其他治疗

103. 运动可以治疗抑郁症吗？如果能，有哪些适合抑郁症患者的运动？

大家都知道，运动可以增加多巴胺的释放，让人变得开心。因此运动也可以作为抑郁症患者的治疗方法，对于轻度抑郁来说，运动治疗可以有效改善抑郁；对于中、重度抑郁来说，运动治疗可以作为药物或心理治疗的辅助治疗手段，不能作为单一的治疗方法。

运动之所以能够对抑郁症起到治疗作用，可能是因为运动能够提高大脑对神经递质的利用，从而改善情绪，缓解抑郁症状，其具体作用机制还有待研究。不过，运动治疗的疗效还是具有良好预期的，它不仅能够改善患者的抑郁情绪，还能使身体的各个指标，如肺活量、体重等恢复正常，还可以减少一部分药物引起的不良反应，从而提高患者的治疗依从性。

适合抑郁症患者的运动方式，主要是有氧运动。一般认为，中等强度的有氧运动是干预抑郁症的最佳选择。适合患者的运动有瑜伽、舞蹈、游泳、慢跑、太极等。需要注意的是，运动虽然有益，但也不是越多越好，对于抑郁症患者而言，运动频率保持在每周3~5次，每次持续半小时即可。而且保证运动的安全性是此法有效的重要前提，有严重心脑血管疾病、骨关节疾病或存在不适合运动的躯体情况的患者，要严格遵医嘱，选择合适的运动方式。

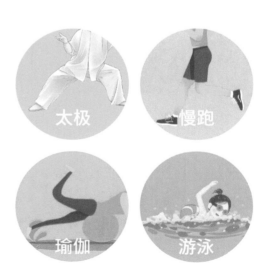

太极　慢跑

瑜伽　游泳

104. 什么是光照疗法？适合哪类患者？

除了以上疗法，治疗抑郁症还可以采用光照疗法，即模拟日光，使患者处于人造日光环境中，以改善抑郁症状。可能的原理是通过这种形式来调节患者被扰乱的生物节律，调整紊乱的5-羟色胺和儿茶酚胺系统，从而调节心情、睡眠等。

光照疗法尤其适合季节性发作的抑郁症患者，能有效地改善其抑郁症状；非季节性发作的患者也可获得一定的疗效，特别是对于老年患者，这是一种有效又安全的辅助治疗手段，可与抗抑郁药物治疗联用。

当然，光照疗法也会引起不良反应，如视觉障碍、疲劳、恶心、眼睛紧张、头痛等，但都比较轻微。

105. 什么是音乐治疗？可以治疗抑郁症吗？

音乐疗法其实就是在心理治疗的理论和方法指导下，由音乐治疗师专门为患者设计音乐或音乐元素用于治疗，达到消除患者心理障碍的目的。

音乐疗法可以用于辅助治疗抑郁症。通过不同的音乐体验，抑郁症患者可以改变心跳和呼吸频率，放松心情，释放和发泄出消极情绪，使内心得到满足，减少焦虑与抑郁症状。而且，音乐疗法还可以为抑郁症患者提供一个安全愉快的人际交往环境，使

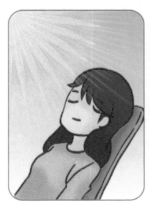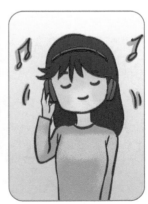

患者学会表达内心的感受，在缓解内心痛苦的同时，唤起患者对生活的积极态度。所以音乐疗法是一种适合各年龄段抑郁症患者的方法。

（六）共病治疗

106. 癌症合并抑郁症患者使用抗抑郁药物对癌症病情有影响吗？

癌症患者要比其他疾病患者更易受到死亡的威胁，加之癌症治疗过程中还要面对疾病本身或各种抗癌药物引起的身体痛苦，会比其他疾病的患者承受更大的生理和心理打击。因此部分癌症患者会同时患上抑郁症。

癌症患者在接受抗抑郁药物治疗时，可能会担心抗抑郁药物对癌症病情有影响。其实，抗抑郁药物与抗癌药物发生相互作用的风险较低，患者耐受性也比较好。而且医生为患者选择治疗药物时，会综合考虑，避免或减少药物相互作用。所以患者要积极接受抗抑郁治疗，这样不仅可以改善抑郁症状，增强抗病信心，同时还可对癌症治疗及生活质量改善有较大的帮助。

107. 伴有躯体疾病的抑郁症患者在治疗时要注意些什么？

伴有躯体疾病的抑郁症患者，在治疗躯体疾病的同时，也要积极治疗抑郁症。患者要详细告知医生自身躯体疾病状况以及正在服用的药物，让医生能够更好地选择与其他药物相互作用小、安全性高的抗抑郁药。服药期间要遵照医嘱按时、按量服用，抑郁症状缓解后，不要擅自减药或停药。药物治疗之外还可以考虑联合采用心理、物理治疗等辅助治疗方法。

108. 有慢性疾病的抑郁症患者，如果慢性疾病未治愈，抑郁症能够治愈吗？

这种情况是有可能发生的。很多抑郁症患者同时有高血压、糖尿病等慢性疾病，这些疾病可能与抑郁症的发生有关，也可能无关。对于慢性疾病诱发抑郁症的患者，在抑郁症状缓解后，可逐渐停用抗抑郁药物，并继续治疗慢性疾病；对于慢性疾病伴发抑郁症的患者，治疗方式同单纯的抑郁症，既要坚持抑郁症全病程治疗，也要注意治疗慢性疾病。

109. 抑郁症状的严重程度和治疗药物会影响慢性疾病（如糖尿病等）吗？

抑郁症与慢性疾病的关系比较密切。慢性疾病或其治疗药物可能是抑郁症的诱因，而长期处于抑郁状态，可能反过来促使慢性疾病发生或者影响慢性疾病的治疗。同时抑郁症状的严重程度也会影响慢性疾病的发展与预后。一般而言，抑郁症状越严重，越可能加重慢性疾病。

抗抑郁药物可能与治疗慢性疾病的药物发生相互作用，从而影响疾病的治疗。在实际治疗中，医生会根据患者的具体情况，选择相互作用小的药物进行治疗，患者需遵照医嘱服用药物，避免严重不良反应的发生。

110. 服用多种药物时担心药物相互作用怎么办？

许多躯体疾病患者常共病抑郁症，这些患者通常会为所服用的药物是否会产生相互作用而担忧。如果患者需要联合不同的药物治疗，需要提前咨询专业医生，确保药物配伍的安全性。

实际上，医生在选择抗抑郁药物之前，会综合评估患者的躯体疾病状况、抑郁症状及相关影响因素，包括药物有效性、耐受性及现服用的药物等，最终为患者选择相对而言安全性高、药物相互作用少的抗抑郁药物。患者需要做的是如实告知自身躯体状况和服药情况，及时报告不良反应，方便医生调整治疗方案。

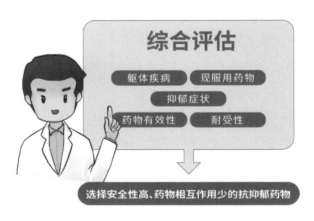

（七）治疗中的疑问

111. 抑郁症能彻底治好吗？

抑郁症不是绝症，经规范化治疗是可以彻底治愈的。在临床上，大多数患者通过正规抗抑郁治疗，抑郁症状都能够有效改善，达到临床治愈标准。

值得注意的是，抑郁症在治愈后有复发的风险。特别是对于既往有3次及3次以上抑郁发作或慢性抑郁障碍的患者，若存在一些复发危险因素，如治疗后存在残留症状、早年起病、有持续的心理社会应激、有心境障碍家族史，则需要接受维持期治疗。因此患者要定期复查，遵医嘱使用药物，生活中注意平衡膳食、适度运动、戒烟限酒、保持心情舒畅等，则有助于预防复发。

如果抑郁症复发，也不要恐惧，及时就医，医生会按照相关临床指南和经验，制定完善的个性化治疗方案。就像多种慢性病一样，经过长期规范的治疗和管理，抑郁症患者也可以拥有高质量的生活。

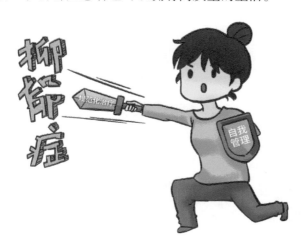

112. 治疗中症状反复是什么原因？应该怎么办？

抑郁症在治疗过程中出现症状反复或病情加重，是比较常见的，需要正确看待。病情反复可能有以下诱因，如新的应激性事件、物质滥用、与抑郁相关的躯体疾病变化、治疗依从性不佳等，特别是自行停止治疗（药物治疗及电休克治疗）的患者，疾病复燃率可高达85%。

在巩固治疗期，患者病情常常没有达到完全稳定的状态，这时候复燃的风险较大。为降低复燃风险，对于首次发作并已经在急性期使用抗抑郁药达到临床治愈的患者，需要继续巩固治疗4～9个月。如果在治疗过程中出现病情反复的情况，需要及时到医院复诊，在医生指导下调整治疗方案。同时患者在治疗过程中需要遵医嘱，不能因为情绪或躯体症状有所改善，就擅自减药或者停药。

113. 对医生和治疗产生疑问该怎么办？

抑郁症的诊断和治疗均要有良好的医患关系作为基础，抑郁症治疗的前提就是建立共同致力于患者健康的联盟，治疗联盟本身就是基本治疗措施之一。如果抑郁症患者对治疗手段存在片面或消极理解，对医生和治疗产生了疑问，首先要确保是在专业正规的医疗机构就诊，并及时与医生沟通，告诉医生自己的真实想法和存在的疑问，积极配合治疗。同时患者还可以寻求亲人或朋友的帮助，告诉他们自己的困惑，共同寻求解决办法。

如果实在不能打消疑问和顾虑，对医生和治疗方案产生了抵触心理，可以考虑换其他医院或其他医生，以免加重紧张和不安，不利于后期治疗。需要了解的是，在抑郁症的治疗过程中，每个医生都需要时间慢慢了解患者，根据患者的不同情况调整治疗方案，频繁地更换主管医生会导致沟通成本增加，反而不利于治疗。

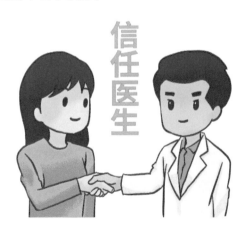

114. 如果治疗效果欠佳应该怎么办？

一般来说，患者需要接受4~8周的治疗，才能评估某种治疗方案是否有效。如果患者经过4~8周的规范治疗后，自我感受或通过自评测试发现症状没有达到一定程度的改善，则需要更加积极地随诊，向医生说明情况。此时医生会从以下几点内容重新评估。

（1）目前的诊断是否正确。

（2）患者在社会心理因素方面是否有持续存在的负性刺激，如持续的学业压力或紧张的家庭关系。

（3）对接受心理治疗的患者，需要重新评估该种特定的疗法是否能充分满足患者的需求，以及会谈的频率是否恰当。

（4）对接受药物治疗的患者，需要评估治疗药物的选择、不良反应的管理，以及药代动力学和药效学因素，必要时调整药物种类和治疗剂量。

患者需要了解上述诊疗思路，做好治疗过程中的相关记录，在随诊前做好准备，为医生的诊疗评估提供全面的信息，必要时可考虑调整治疗方案。

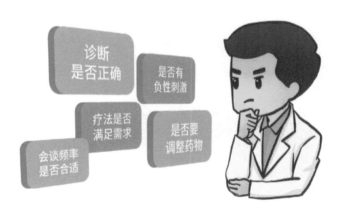

115. 为什么抑郁症经过治疗达到临床治愈还要继续服药？一般还需要持续多长时间？

抑郁症治疗的目标是要获得临床治愈，改善功能损害，提高生活质量。达到临床治愈后，患者的主观感受是抑郁症状已经消失，不再有抑郁和悲伤的情绪。然而，正如前面所介绍，抑郁症的症状是复杂的，有些症状并不会随着抑郁症状的消失而完全消失。许多研究显示，达到临床治愈的患者仍然可能存在残留症状，患者并没有得到完全康复。这些残留的症状是导致复发的危险因素，会让抑郁症发作的病程大大延长。另外，此时患者虽然已经达到临床治愈标准，但病情常常没有完全稳定，病情复燃的风险较大。因此，患者达到临床治愈后还需要继续服药一段时间，进行巩固治疗。根据抑郁症的全病程治疗原则，在急性期治疗达到临床治愈后，还需要进行4～9个月的巩固期治疗。

116. 复发后治疗也要经历急性期、巩固期和维持期治疗吗？

抑郁症的治疗倡导全病程治疗，即使是针对复发患者，也需要完成急性期、巩固期、维持期的全病程治疗。这样不仅可以使抑郁症状得到最大程度的缓解，或达到临床治愈，恢复社会功能，提高生活质量，还能有效降低再次复发的风险。因此如果抑郁症复发，一定要谨遵医嘱，规范治疗。全病程治疗时间通常要比首次发作要长，多次复发甚至要终身治疗。

117. 什么情况下可以考虑停药？

抑郁症倡导全病程治疗。急性期、巩固期治疗之后，开始进入维持期治疗。在一定的维持期内，如果患者病情一直稳定，经专科医生评估，没有明显的复发危险因素，可以考虑逐步减药、停药。

一般不建议患者在假期前、重大事件及应激事件发生时停止治疗。如果要停止药物治疗，需要在几周内逐步停药，使撤药反应的可能性降到最低。患者切记不要突然停药，在旅行或外出时需要随身携带药物。停止治疗之前，应充分了解抑郁症复发的潜在危险，并确定复发后的治疗计划。同时停药后建议患者坚持进行数月的门诊随访，若症状复发，应及时复诊，再次接受全病程治疗。

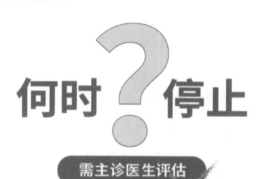

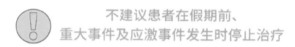

不建议患者在假期前、
重大事件及应激事件发生时停止治疗

118. 停止治疗后还应该注意什么？

多数患者在经过规范治疗获得痊愈后，可以顺利停止治疗，尤其是首次发病的患者，但也有一定比例的患者有比较高的复发风险。抑郁症患者停止治疗后应注意以下事项：①如上所述，停止治疗后仍然坚持进行数月的监督随访，如症状复发，应该再次接受一个完整疗程的治疗。②在生活中积极参与社会活动，多与他人交流，尽快融入社会，同时保持一定的户外运动，这些都有助于降低抑郁症复发概率。③在面临压力和应激刺激时，要妥善应对，警惕因此导致疾病的复发。

119. 抑郁症治疗期间可以怀孕吗？如果有生育计划应该怎么办？

一般情况下，抑郁症治疗期间不建议怀孕。一方面，由于怀孕周期非常长，身体负担较大，加之激素水平的变化等，都会加重患者本身的病情；另一方面，对于抗抑郁药物孕期使用对胎儿是否存在安全问题，目前尚无一致性结论，相关的研究数据较少。所以，在抑郁症治疗期间不建议怀孕。如果轻、中度抑郁症患者未服用过药物，通过自身心理调节和心理治疗，在身体和心理状态都恢复得不错的条件下，可以开始备孕。重度抑郁症服用药物治疗的患者，完成全病程治疗后，在病情控制和社会功能恢复均较理想的前提下，可以在停药3～6个月后考虑备孕。备孕期间要注意减压，保持积极心态，适当参加户外活动，调整好身心状态。

120. 在急性期患者就应该尽力尝试社交或恢复社会功能吗？如尽早复工、复学？

急性期是抑郁症各种症状最严重的时期，患者的情绪处于最低落悲观的阶段，躯体症状表现也最为明显，经常会感到疲惫乏力，认知功能也处于较低水平，社会功能受到影响，此时不建议急于复工、复学。至于是否应该开始尝试社交或恢复社会功能，则因人、因时而异，量力而行，依照自己的治疗进展和实际感受逐步尝试。

急性期的患者接受治疗后，如果治疗效果好，症状恢复较快，可以在医生的专业评估下，尝试一些力所能及的学习和工作，逐步回到正轨，而且逐步尝试也有利于更快恢复。如果在尝试过程中感觉存在困难，压力较大，则应继续以治疗为主，等到身体恢复后再开始尝试。

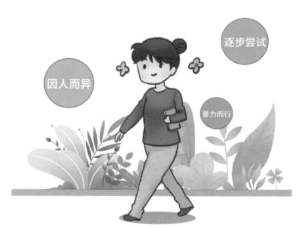

因人而异　逐步尝试　量力而行

121.　治愈后认知功能能够完全恢复吗？对复工、复学是否有影响？

抑郁症完全治愈后，由疾病带来的认知功能损害是可以恢复的。抑郁症对大脑的损害主要体现在认知功能下降，如反应迟钝、记忆力下降、注意力不集中、无法同时做多件事等，这些损害并非是由大脑的器质性病变导致，经过规范的药物和非药物治疗，受损的认知功能应能相应恢复。

认知功能的损害会影响患者的社会功能，导致不能复工、复学。认知功能损害一部分与抑郁症状有关，可以随着抑郁症状的改善而改善；另一部分独立于抑郁症状，如果不积极干预，可能会成为残留症状，甚至成为导致抑郁复发的隐患。抑郁症的治疗应该重视患者认知功能的改善，以帮助患者回归社会，回归正常的工作、学习和生活。

122.　什么是难治性抑郁症？发生难治性抑郁症的原因是什么？

有些抑郁症患者在经过两种或者多种不同作用机制的抗抑郁药物足量、足疗程治疗后，仍然无效或疗效不佳，这时需要考虑是难治性抑郁症。有20%～30%的患者属于这种情况。

难治性抑郁症发生的原因目前尚无定论。治疗抑郁症时，很多因素会导致疗效不佳，常见的有遗传背景、疗程不足、服用药物剂量不够、误诊、合并其他疾病等。而要排除这些影响因素，仅从抑郁症本身出发来确定是否是真正的难治性抑郁症并不容易。

抑郁症患者如果有以下因素，需要考虑难治性抑郁症的可能，包括合并焦虑、精神病性症状或认知损害，伴有人格障碍、精神发育迟滞等，或伴有各种躯体疾病，多次复发且既往疗效不佳，缺乏足够有效的社会支持系统，持续存在心理应激因素等。

123. 难治性抑郁症如何治疗？治疗时要注意些什么？

不管是一般的抑郁症还是难治性抑郁症，都应该及早治疗。目前临床上采用多种治疗措施及多管齐下的方式来治疗难治性抑郁症，如药物治疗、心理治疗、物理治疗等多种治疗方法联合使用等。

难治性抑郁症患者在治疗过程中，还应该注意以下几个方面：①调整治疗药物时需要严格按照医生的要求来减量和加量，不擅自停药，以免引起撤药综合征和严重不良反应，影响病情。②因增加其他对症治疗或增效作用的药物，要密切注意治疗效果和可能出现的不良反应。③治疗的同时要改变不良生活方式，如养成规律的作息习惯、注意饮食健康、安排一定量的运动、培养兴趣爱好等。④治疗时可能会多次更换不同的药物，采用心理、物理治疗等多种治疗方式，会有一定的经济和心理负担，需要做好心理准备。不要放弃治愈的希望，坚持科学的治疗也许就会出现转机。

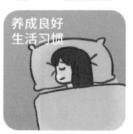

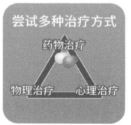

（八）随访

124. 治疗期间随访很重要吗?

随访是医院医护人员对曾在医院就诊的患者，定期通过电话、微信或其他方式，或要求患者到医院复查等，了解患者病情变化、指导患者康复的观察方法。简单点说，就是医生在诊治患者后继续对患者进行追踪、查访。

抑郁症患者治疗期间配合医生做好随访，有助于医生及时掌握患者情况，从而针对病情的变化和当下治疗的效果，确定下一步治疗方案，同时对药物或其他治疗方法引起的不良反应，以及治疗过程中发生的生活事件的处理给予科学指导，提高患者的治疗依从性，进而提高治疗效果，帮助患者尽快回归正常的工作、学习和生活。总之，治疗期间做好随访对抑郁症患者非常重要。

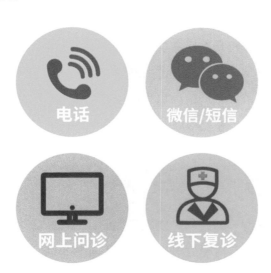

125. 治疗期间随访时间怎么确定？两次随访的时间间隔是固定不变的吗？

对于使用药物治疗和（或）心理治疗的患者，应当根据其情况及治疗方法来制定适当的随访期。随访时间间隔不是固定不变的，视患者所处的治疗阶段、病情变化等灵活调整。一般来说，急性期治疗期间由于要调整治疗方案、处理不良反应，随访频率更高，可能每1~2周随访1次，大多2~4周1次。而巩固期、维持期治疗阶段，病情比较稳定，随访时间可能适度延长，2~3个月1次。心理治疗也是如此。综上所述，患者应该遵医嘱定期随访。

126. 在两次随访间隔期间，患者可以做些什么？

两次随访的间隔期，患者也要予以重视，应严格遵照医嘱，规律服药、按时作息、适当运动，避免压力过大；要密切关注自身躯体状况和心理状态的变化，可将每日的服药情况、主要症状的变化、可能的不良反应发生情况，以及其他一些比较关注的问题以笔记的形式记录下来，供下次就诊时使用。这样可以帮助医生更加准确地掌握患者的治疗反应和病情变化，从而给予科学的指导，帮助患者尽早痊愈。

127. 随访时应如何与医生沟通？

随访与第一次看诊的不同之处就是你已经见过医生，对整个诊疗过程已有所了解，所以随诊时患者可以提前做好充分准备，与医生沟通时做到尽量坦诚。要将治疗后的感受、身体的不适或者好转的情况与医生沟通，特别是治疗过程中的情绪、自我体验、食欲睡眠、工作学习生活的情况等。例如，可以这样开始您的随访："医生您好，这段时间我每天都按时服药、吃饭和睡觉，胃口有所好转，但是情绪方面还是没有什么变化，依然感觉活着痛苦"等。如果怕忘记细节要点，可以提前准备好书面文字材料，直接交给医生。另外，如果对药物治疗有不好的感受或想法，对治疗方案存在疑问，或对医生的某些做法感觉不舒服，都可以告知医生，与其讨论解决的方法。最主要的是清楚地表达出目前主要的困扰和希望达到的目标，这样医生才能提供相应的帮助。

128. 治疗期间临时出现状况，要等到随访时间点才能再去找医生吗？

如果在治疗期间发生一些自己不能解决的事情，如病情发生新的变化、药物不良反应较大难以耐受，或者觉得治疗没有必要、不想继续服用药物等情况，不用等到约定时间点再去找医生，以免影响病情。应当及时到有资质的精神专科医院或者综合医院的精神科、心理科、心身医学科寻求帮助。

129. 痊愈以后还需要随访吗？

对于抑郁症患者来说，达到痊愈、停止治疗之后，仍要自我监测情绪和身体的变化，接受随访。抑郁症在痊愈之后有复发的风险，定期随访可以早发现早治疗。另外，随访还可以帮助医生了解患者的恢复状况，指出可能诱使抑郁症复发的一些不良行为和习惯，如作息及饮食不规律、缺少运动、遇到压力或不良情绪时不会正确排解等，减少复发的风险。

因此，抑郁症患者痊愈之后，也要注意定期随访。对于随访频率并无严格规定，可根据自身情况调整，如可由初期的1个月1次，逐渐延长为2个月1次、3个月1次等。尤其是遇到重大应激刺激、环境变化或压力较大时，可以寻求医生的帮助，以减少复发的可能性。

四、特殊人群抑郁症的诊疗

130. 如何区分更年期综合征和抑郁症？

更年期综合征又称围绝经期综合征，是指妇女绝经前后雌激素波动或减少所致的一系列以自主神经系统功能紊乱为主，伴有神经心理症状的一组综合征。常见表现有月经周期紊乱、经量减少或增加，同时伴有潮热、烦躁、易怒、抑郁等。主要与卵巢储备功能下降、神经内分泌系统紊乱、免疫功能下降等有关。这是一个需要妇科、内分泌科、心理科、骨科、乳腺科、心血管科等多学科综合管理的疾病。

更年期抑郁症是指发生在围绝经期的抑郁症，多认为与体内雌孕激素水平下降致下丘脑-垂体轴、炎症因子、单胺类神经递质、神经营养因子等作用紊乱有关。临床表现同抑郁症，存在明显的情绪低落、兴趣下降、快感缺乏，伴有烦躁、潮热多汗、心慌、胸闷等症状。更年期抑郁症属于抑郁障碍的一种，需要在精神科就诊并接受系统的抗抑郁治疗，同时也需要妇科、内分泌科专业医生酌情给予内分泌治疗。

131. 如何识别青少年抑郁症？它与青春期综合征有什么区别？

青少年时期由于激素水平变化、社会角色变化、学业和工作压力等因素综合作用，身体和心理会发生巨大变化。因此，此时期是发生青少年抑郁症和青春期综合征的敏感时期。青少年抑郁症和青春期综合征是两种不同的疾病，但均会表现出情绪不稳、暴躁易怒、乱发脾气、拒绝与人接触、注意力不集中、做事情缺乏动力等。

　　这两种疾病也有一些明显的不同之处。首先，两者临床表现不同。青少年抑郁症以持续性情绪低落或情绪不稳为表现，多无明显诱因，遇到高兴的事情也无法使抑郁情绪得到缓解，有做事缺乏动力、懒散、厌学、人际关系不佳、食欲或睡眠障碍、生长发育减缓等表现，严重者可伴有自伤甚至自杀行为等。而青春期综合征的情绪低落或不稳持续时间相对较短，大多有明显的诱因，人际关系敏感、烦躁易怒，常有暴力、自伤等行为。其次，两者的病因不同。青少年抑郁症与遗传、环境、压力、脑功能活动的异常等有关，而青春期综合征主要与激素水平的变化有关。最后，两者的治疗方式不同。青少年抑郁症诊断明确后需要按照抑郁症的全病程治疗理念进行治疗，选择适合青少年的药物、心理或物理方法来治疗。而青春期综合征主要以心理治疗、行为矫正为主，积极引导，正确处理人际关系、情绪变化及压力等，需要家庭、学校与医务工作者共同努力。

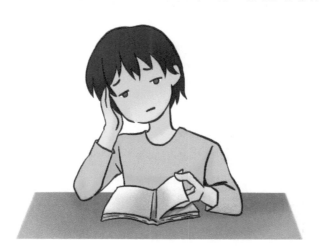

132. 抗抑郁药物对儿童、青少年安全吗？

因抗抑郁药物可增加自杀风险，美国食品和药品监督管理局警告，限制儿童青少年抗抑郁药物的使用。因此，儿童青少年抑郁症是否使用抗抑郁药物治疗，以及首选哪种抗抑郁药物、抗抑郁药物是否安全等问题一直饱受争议。目前部分选择性5-羟色胺再摄取抑制剂类药物是治疗儿童青少年抑郁症的首选药，但使用时要注意严密监测病情变化和药物不良反应。

有研究发现，抗抑郁药物可能与18岁以下青少年自杀行为（自杀企图和自杀观念）和敌意（攻击性、对抗行为、易怒）有关，因此青少年在使用药物治疗时，应注意监测患者的自杀及冲动征兆，特别是在治疗的第1个月内。美国食品和药品监督管理局指南建议，对接受药物治疗的青少年应严密监测，在开始抗抑郁剂治疗的前4周，每周随访一次，4～8周每2周随访1次，12周以后每月1次。

133. 老年抑郁症患者的临床表现有什么特点？

老年抑郁症患者除了表现出情绪低落、兴趣丧失等，还会有较多的躯体不适和反应迟缓。躯体不适主要表现在消化道方面，如便秘、食欲不佳、腹胀等症状，这也常成为老年抑郁症的早期表现，患者会过度关注身体情况，对肠胃症状做出过度反应，怀疑自己患上严重的疾病，焦虑不安，有时也表现为易激惹、情绪不稳等。另外，老年抑郁症患者有时还会表现

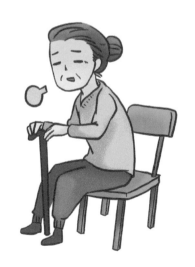

出明显的认知功能损害症状，如记忆力、判断和理解能力、思考能力较以往减退，家属可能会忽视其情绪方面的症状，误以为是老年痴呆。老年抑郁症患者的情感症状有时比较隐匿，而躯体症状或认知症状比较突出，家属或照护者应特别注意，发现异常应及时陪伴其至相应的科室就诊。

134. 老年抑郁症治疗时多选择哪类抗抑郁药物？服用时要注意什么？

治疗老年抑郁症多选择不良反应相对较少、疗效相对较好的抗抑郁药物，如选择性5-羟色胺再摄取抑制剂类药物或其他新型抗抑郁药。老年患者身体功能下降，且常伴一种或多种慢性躯体疾病，如高血压、糖尿病、心脑血管疾病等，选择安全性高、药物相互作用少的药物，老年人更易耐受，服药依从性也更好，有利于长期治疗。

老年抑郁症患者在服用药物时，需要注意遵照医嘱逐渐递增至有效剂量，不可随意加减或停用药物，初始剂量一般低于年轻患者。还要注意按时复诊，定期检查肝、肾功能，监测血糖、血压、血脂、血药浓度等指标，避免发生药物蓄积及严重不良反应。

135. 妊娠中诊断出抑郁症，需要终止妊娠吗？

女性在孕期被诊断出抑郁症，需要根据具体情况，权衡利弊判断是否需要终止妊娠。

妊娠期抑郁症多发生在妊娠前3个月和后3个月。前3个月多表现为情绪不稳、低落，早孕反应加重，并有厌食、睡眠习惯改变等；后3个月多表现为持续加重的乏力、睡眠障碍及食欲下降、对胎儿健康及分娩过程过分担忧等。

孕期出现抑郁症的妇女，如果症状较轻，可以只是接受健康教育、支持性心理治疗；如果症状较重，甚至出现轻生观念或行为，可以优先考虑物理治疗，或在医生充分评估下接受抗抑郁药物治疗。药物对胎儿的安全性目前尚无定论，需谨慎评估获益与风险，是否终止妊娠需要综合考虑孕妇身心状况和胎儿发育情况。建议抑郁症状得到控制后，在孕妇本人参与下，由全家人一起做出决定。

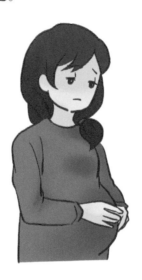

136. 服用抗抑郁药过程中意外妊娠，必须中止妊娠吗?

如果抑郁症患者在药物治疗的过程中意外怀孕，其本人和家属可能都会担心抗抑郁药物是否会影响胚胎发育，导致生下的宝宝不健康，不知道是该终止妊娠还是继续妊娠。

遇到这样的情况，应该去医院检查，听从医生的专业建议。根据有限的研究证据，目前没有哪种抗抑郁药物在妊娠期间使用，是对胎儿绝对安全的，但也有很多类似情况下生出健康宝宝的案例。因此，如果在服药期间意外怀孕，是选择终止还是继续妊娠，需要全面考虑、仔细权衡。如果患者的病情稳定，胎儿发育正常，可以考虑换用安全性高的抗抑郁药物继续妊娠，但是需要严格遵从医嘱坚持服药，不可擅自停药。对于检查结果不太好的患者，是否继续妊娠需要患者与家人权衡之后共同决定。无论最终做出何种决定，都离不开医生的科学指导。

137. 抑郁症患者停药后多长时间可以考虑备孕?

抗抑郁药物会引起一些不良反应，对身体造成一定的影响。患者停药后身体中可能还残留一定浓度的药物，如果恢复良好、病情稳定，考虑停药后备孕，可能需要留有一段缓冲时期，长短因人、因药物而异，一般至少需要3～6个月。因此，备孕前应该先向主诊医生咨询，确定抑郁症已经痊愈且状态稳定、复发风险小，并在医生的指导下完成一些孕前检查后，再着手备孕。接受科学评估、专业指导，既是对孩子负责，也是对自己负责。

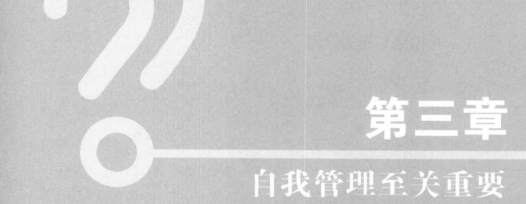

第三章

自我管理至关重要

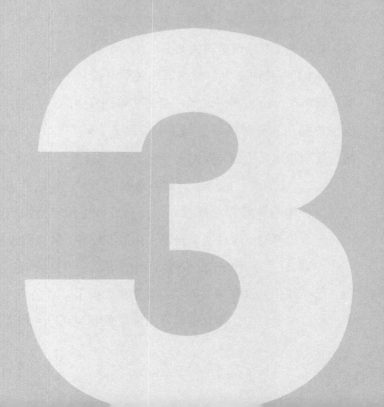

一、抑郁症患者康复指导

（一）情绪与压力管理

138. 为什么要进行情绪管理？

抑郁症患者情绪经常处于低落状态，还会出现焦虑等不良情绪，如果对这些情绪放任不管或管理不当，会导致病情加重。在治疗期和康复期正确地管理情绪，不仅有助于疾病恢复，对预防复发也有一定的帮助。因此抑郁症患者需要在医生指导下，有效进行情绪管理。

139. 治疗期间及治愈后如何自行管理情绪？

在管理情绪方面，我们会介绍几种方法，但请注意，这些只是一些策略，并不是让低落情绪消失的办法。

（1）转移注意力。情绪低落时尽量找一些事情做，看一场电影、找朋友聊聊天、出去踢踢球等，都是转移注意力的好办法，这样可以在短期内逃脱悲伤和低落情绪。但是需要注意，转移注意力只适合短期管理情绪，长期如此可能会导致无法专注于治疗目标。

（2）接纳自己的情绪。诚实地面对当下的情绪状态，试着去接纳它们，这并不意味着屈服或放弃，反而可以更加容易控制情绪，而不是被"凭什么我不得不面对这个问题，真是不公平"类似的想法套住。

（3）转变思维方式，抵抗消极的想法。当患者有一些负面思维时，如"已经好几天没有去上班了，我真是太懒了""还是不要给朋友打电话了，会打扰他们的，而且也没有人愿意跟我说话"，就要自我觉察，反问自己这样的想法是不是消极的，是不是在极端或负面思考问题，试着转变思维抵消这些想法。这样做尽管不能让负面想法完全消失，但可以与之保持一定的距离。

140. 抑郁症患者该如何管理压力？

　　压力与抑郁症的发生存在一定的关联。抑郁症患者压力大还会加剧睡眠障碍、胃口不佳、情绪低落等症状，使病情向不好的方向发展，甚至增加自杀风险。因此学会管理压力对疾病的恢复及预防复发均有积极意义，患者可以试着做如下尝试。

　　（1）学习处理问题的方法，不给自己施加压力。

　　（2）记录下让自己感觉压力增加的事件、心境及自己的处理方式，尽量避免去做这类事情，或者找到合适的处理方式，使其不再影响自己。

　　（3）找到对自己有效的释放压力的方法，可以是跑步、打球、打太极、跳舞、拳击等运动，也可以是唱歌、画画、钓鱼、手工制作、弹乐器等活动，定期参加以缓解精神压力。

　　（4）保持一定的社交。可以与一两个特定的朋友或者家人，每天或每周固定时间交谈，倾诉自己的感受，排解不良情绪；结交有正能量的朋友，引导自己的情绪向积极的方向发展。

　　（5）与医生建立良好的医患关系，遇到自己难以解决的压力问题时，寻求医生的帮助，及时排解压力。

　　需要注意的是，压力也不全是坏处，保持适当的压力有助于保持动力和状态，尤其在抑郁症的康复期，适度的压力还是必要的。

（二）症状管理

141. 为什么治疗期间要进行症状管理？

在治疗过程中，患者配合进行症状管理，一方面对治疗有所帮助，因为患者积极、有意识地采取一些有益的行动，可以在一定程度上改善心境及症状，如嗜睡、食欲不振、精力不济等；另一方面，症状管理可以帮助医务工作者了解患者的状态，理解什么会让患者感觉好一点，什么会让患者感觉更糟糕，从而帮助医生制定治疗方案，提出更适合患者的建议，也有助于监测药物治疗的不良反应，及时调整治疗方案。

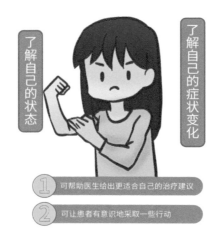

142. 如何改变失去活力、无精打采的症状？

抑郁症的一个典型症状是精力不足，导致患者的日常生活、工作安排等均出现滞后。而当患者察觉这点时，很容易感到糟糕和内疚，对于追赶上或弥补这些滞后自觉无望，更加不愿意尝试，从而陷入更糟糕的境地，更加无精打采。

如果患者感到没有活力，首先要接受现实，明白这是抑郁症带来的，马上驱走它是不现实的，应该学会与它相处，慢慢去改善。其次，要记录每天早、中、晚的精力状态，可以做个表格，掌握一天中自身精力的变化规律，以及对自己工作、学习、生活的影响。最后，根据这个规律，安排每天需要做的事情，不要想着将以前所有要做的事情都安排在计划里，而是按照事情的重要程度进行选择性安排。在精力最充沛的时候做最重要和有挑战性的事，在精力不济时也可以打个盹，稍微恢复一下精力和体能。只要找对了方向，持之以恒，坚持治疗，制订一定的计划，一定可以改善疾病状态，慢慢就会发现精力充沛的时间在逐渐增多，而需要做的事情也没有耽误，工作和生活也就逐步变得可以掌控了。

143. 不愿意社交，有社交恐惧如何克服？

有些患者抑郁的时候，最不想做的事情就是与别人待在一起，不愿意社交，甚至感到焦虑烦躁。但是如果长期不社交，对疾病的恢复非常不利。因此要努力打破现状，克服社交恐惧，对此我们给出一些建议以供参考。

首先，在准备迈出去之前，患者需要明白这不是为了社交而社交，并不需要成为一个社交达人，也不需要在社交的过程中使双方都感觉满意和高兴。大胆社交是为了与他人建立联结，不让自己感到孤独。

其次，患者可以为自己制定一个社交目标，如1周内至少联系几个人、参加几次聚会等。最开始时这可能有些难，那么可以将目标设定小一些，如1周与1位朋友吃顿饭或喝点咖啡，如果这也觉得难以办到，可以设定为与朋友电话聊聊天，或碰个面散散步等更简单的形式，之后再逐渐增加难度。在社交过程中，需要了解自己与他人相处的感受，尤其是对情绪的影响，最好记录下来，如果与某个人待在一起感觉舒服自在，那么可以在计划中增加与之相处的时间，以此来增加有效社交，逐步扩大社交的范围和频次。

最后，需要将这个方法坚持下来。可能第一次尝试没有达到预期，或者不那么愉快，但这证明患者已经往前迈进一步，第二次肯定能做得更好。

144. 如何培养兴趣，克服兴趣缺失？

抑郁症患者常会对以前感兴趣的事情失去兴趣，觉得参加活动是没有意义和价值的。如果长期待在家里，会加重对生活的无助感，更想与外界隔离开来。这时可以试试以下的办法，也许能够帮助患者克服兴趣缺失。

可以制订一些简单易行的合理计划，努力坚持参加外界活动。把自己想参加的日常活动或者曾经喜欢做的事情列出清单，安排到日常生活中，努力去实现，同时也要注意观察它们对自己现阶段的情绪是否有积极影响，如果有就坚持下去。这些活动可以是给自己做一顿爱吃的食物、去超市买一点东西、给一个朋友打电话、去健身房参加一项健身项目、去公园跑步、做一次瑜伽训练等。

如果发现自己无法实现这些目标，那么可以把这些目标细化，分成更小的步骤以便更容易完成。例如，如果感觉去公园跑步压力很大，那就把它分解成穿运动服、出门、走到公园、跑步、走路回家，鼓励自己一次前进一小步。先找到一个自己感兴趣的小事情，从一个小小的改变开始，逐渐带动整个生活。

另外，要保持规律的作息。每天活动的一致性对抑郁康复是非常重要的，能使自我感觉变好一些。规律做事不仅对情绪有积极影响，还有助于培养兴趣。

145. 如何提高注意力，并改善注意力难以集中的症状？

受到疾病的影响，抑郁症患者通常都会有注意力缺失，难以完成一件事情，导致患者失去自信，选择逃避。要改善注意力难以集中的症状，除了积极配合治疗，还可以按照以下几点来做。

（1）将需要做的事情列出时间表，并使用电脑或者手机设置提醒，在计划时间内尽量专注地去完成。制订计划的时候需要注意，如果感觉很难长时间地保持专注，可以把事情分解，如计划看完一篇文章，可以分为3分钟或5分钟先看完第一段，留出2分钟发呆或休息，时间到了再继续看下一段，按照同样的办法看完剩下的部分。随着注意力的改善，可以试着逐渐延长注意力集中的时间。坚持一段时间，应该会发现注意力不集中的现象在逐渐减少。

（2）参加合适的运动（如瑜伽等），学习正念冥想，以及保持规律的作息，管理好睡眠，也对改善注意力有所帮助。

146. 发现自己总是"难以做决定"，该怎么办？

抑郁症患者常会发现自己难以做出决定，这是其认知功能下降的表现，此外还会出现犹豫不决、无法同时完成多个任务、做事缺乏条理和安排、常常决策失误、严重拖延等情况。如果患者发现自己存在这些表现，首先要嘱咐自己，这可能是疾病引起的，不必自责。还应该把这些情况告知医生，方便医生安排相应治疗，必要时还可以在医生指导下，完成一些评估，以判断自身认知功能受损的情况，采用药物或者非药物治疗手段，改善认知功能。

除了配合治疗，患者还需要从心理上接受当前的状态，明白这些症状可能是疾病引起的，这样的状态下不适合做重大决定，所以不要强迫自己，也不要为难自己，更不要责备自己，可以根据自身的情况放慢节奏，给自己足够的时间来恢复。

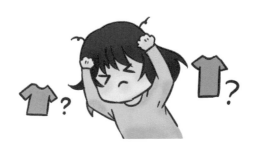

难以做决定

147. 如何增强自信心？

首先，需要改变自己的生活状态，培养规律的作息，每天给自己安排一件或几件力所能及的事情，如叠被子、扫地、洗菜、整理衣柜、出门散步、给父母买一件衣服等，把这些事情作为目标努力去完成。完成后给自己一些奖励或者夸赞，体验成功。长期坚持，在一次次体验成功后，自卑心理会逐渐减少，并获得掌控感，减少无能为力感，从而变得越来越自信。

其次，需要改变自我评价方式，不断提高对自我的评价。不要总是纠结于过去的失败经历，要学会看到自己的长处，全面正确分析自己，多想想自己的进步，取得的成功，不断练习积极的自我暗示和激励，如"我进步了很多，是很棒的""我没有比别人差""我一定能够做好"等。

再次，需要勇敢迈出去，鼓励自己去社交。如果不能做到马上与别人交流，可以先鼓励自己走出家门，去参与社交，哪怕只是与别人一起坐几分钟。通过交往，可以感受到别人的情绪，拓宽眼界，跳出个人狭窄的圈子，使心情变得开朗，还能有意识地比较自己与别人，正确认识自己，调整自我评价，提高自信心。

最后，可以选择参加体育运动，在缓解自身压力、释放不良情绪的同时，使身体素质得到改善，精力得到增强，逐渐增强自信心。

（三）治疗管理

148. 医生总是在强调治疗依从性，这是为什么？

依从性是指患者对治疗方案的执行程度，简单点说，就是是否按照医生的要求，按时、按量服用药物或接受其他治疗，是否按时复查并坚持治疗。

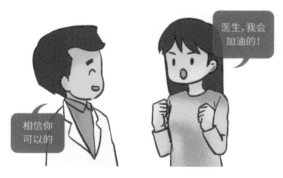

千万不能小看依从性这件事，在日常生活中坚持每天按时做一件事情本身就不容易，更何况是在疾病状态下长期坚持治疗。对于抑郁症患者而言，治疗依从性对疗效、治疗安全性和治疗成本都有极大的影响。在众多的抗抑郁药物中找到最适合自己的药物，有时需要医生和患者长时间的共同努力，如果在这个过程中依从性不好，可能难以取得最佳疗效。而且医生判断疗效时，如果患者依从性不佳，会额外增加不确定性，使医生不能清晰地判断疗效差是药物本身的问题，还是因为没有按时足量服药或者接受心理治疗、物理治疗等，从而影响对治疗方案的判断和优化。因此，医生在诊疗过程中总是对患者强调治疗的依从性。

149. 患者如何做可以提高治疗依从性？

为提高治疗依从性，患者可以借鉴以下做法。

（1）通过阅读科普书籍、咨询医生或者参加各种患者科普教育活动等，掌握疾病知识，了解抑郁症及抑郁症的治疗方式，坚定治疗信心。

（2）与医生确定用药方案后，向医生了解所服药物的知识，包括服药的时间、方法，可能产生的不良反应及应对方法，药物何时会起效，起效后坚持服药的重要性等，做好心理准备。和医生沟通时，不要害怕、退缩，大胆表达出自己的想法和疑问，直到全部弄明白。服药过程中遇到自己不能解决的问题，也可以电话咨询医护人员，寻求正确的解决办法，不擅自停药。

（3）使用"服药笔记"或采用其他提醒服药的措施。可以在药盒或墙壁等位置贴上醒目的服药标志、在用药时间设置闹钟提醒、请家人监督并提醒自己服药等。

（4）尽可能相对固定地就诊于一个主管医生或者医疗团队，这有助于长期、动态地观察病情变化，从而得到更好的帮助和支持。对患者而言，与熟悉的医生或者医疗团队沟通合作，有利于增加其对医生的信任程度，从而提高治疗依从性，改善疗效。

150. 为什么药物需要遵医嘱每天按时、按量服用？

简单来说，目前的抗抑郁药都是按照每天服药的方式设计研发的。医生为患者制定好用药方案后，患者需要遵照医嘱，按时、按量服用，这时药物在体内代谢吸收，血液中的药物浓度会随着时间的延长而减少，达到药物半衰期（药物在血浆中的浓度从最高降低一半所需要的时间）前需再次服药，以使体内的药物浓度维持在比较固定的水平，这样对疾病的控制相对稳定。如果患者不规律服药或者藏药致漏服、少服，很可能因为体内药物浓度不稳定而导致病情恶化或者疾病反复。抑郁症患者用药剂量不足或疗程不足，是抑郁症反复发作的重要因素，因此治疗过程中遵医嘱并按时、按量服药特别重要。

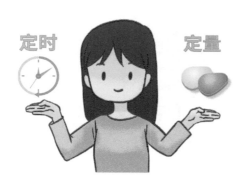

151. 治疗期间有时忘了吃药怎么办？

在治疗中，有些患者因为记忆力、注意力减退等原因忘记吃药，发生了这样的情况，多数患者不知道该怎么处理。有人琢磨是否需要下一顿多吃一点，把忘记的药补上；也有人发现少吃一两次病情并未发生变化，觉得忘记吃药也无所谓，不用太计较。

其实如果偶然忘记一次服药，通常不会有大问题，但是要想办法避免经常发生这种遗漏，尽量保证规律服药，否则治疗效果会受到影响。需要注意的是，偶尔漏服药物时，不要随意在下一顿增加服药剂量，这样可能会发生药物过量、不良反应加重而难以耐受等严重后果。如果漏服药物后症状有变化，或者为此非常焦虑担心，可以找专业医生咨询。如果不能随时与医生联系咨询，那么在门诊就诊时就要向医生问清楚对于如果发生了偶尔忘记服药的情况该如何处理。

152. 害怕药物的不良反应是否可以拒绝药物治疗？

抗抑郁药物有恶心、呕吐、嗜睡等不良反应，患者的体质、年龄等不同，不良反应也有轻重之分，因此有些患者因害怕不良反应，拒绝采用药物治疗。目前，抗抑郁药物是抑郁症的主要治疗手段，如果不是无法耐受药物不良反应或对药物过敏，最好听从医生的建议采用药物治疗。要知道，医生在为患者选择抗抑郁药物时，会针对患者的身体条件、对不良反应的耐受程度等，选择安全性高、疗效最好的药物。

患者如果害怕药物的不良反应，可以在服药前向医生了解清楚这些药物可能引起的不良反应有哪些、出现了该如何应对、耐受不了应该怎么办等，做到心中有数，这样能够帮助减少对药物不良反应的恐惧心理。

（四）日常起居管理

153. 抑郁症患者吃什么对身体好？

大家都很关心生病后怎么吃才有利于疾病恢复。那么抑郁症患者吃什么比较好呢？首先，抑郁症患者要注意饮食结构合理，营养搭配。长期抑郁发作会消耗患者大量能量，足够的营养可以帮助患者保持充足的精力与疾病做斗争。因此在保证基本营养需求的基础上，多食用水果、豆制品、蔬菜，常饮用果汁、牛奶、豆浆等，均对疾病恢复有一定好处。另外，也要注意食用一些具有润肠通便作用的食物，如小麦、玉米等粗粮，以及蜂蜜水等，保证大便通畅。有研究显示，高糖、高脂、油炸类等反复加工的食物也许对抑郁症的缓解有害，需要限制食用；但也有研究显示，适当食用含糖或甜味食物，有助于缓解压力和焦虑。所以是否食用此类食物应因人而异——如果患者经常食用高糖、高脂食物，应当注意节制；如果平时很少食用，且有利于缓解不良情绪和压力时，可以适当食用。其次，饮食要有规律。每天按时吃饭，尽可能保持在固定时间进食。固定用餐时间可以帮助患者过得更有规律，养成好的习惯，有利于疾病恢复。

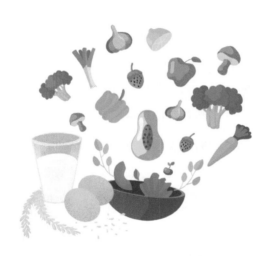

154. 抑郁症发作期食欲减退该怎么办？

有些抑郁症患者会出现食欲减退、拒绝进食等情况，这时不能任由自己不吃东西，因为长期无能量摄入会导致机体内环境紊乱、电解质失衡、营养不良等。如果出现明显营养障碍，体重持续减轻，身体消瘦严重，可以接受鼻饲营养管，以保证水分及营养物质的供应，必要时需要静脉补充肠外营养制剂。

第一，在吃的方式上可以采用少量多餐的方法，不逼迫自己吃，常备糕点和果汁、汤汁等有营养的饮品，想吃的时候就吃一些；还可以与家人、好友或病友一起吃饭，良好的吃饭氛围也许会增加食欲。

第二，在吃的内容上，选择一些自己喜欢的食物和菜式。可以把握一个原则——爱吃什么，都可以吃一些，以增加食欲及保证体会到生活乐趣。如果患者营养不良，要以高热量、易消化的食物为主，如肉末蒸蛋、藕粉、豆浆、牛奶等。如果对普通的饭食均厌恶，可以准备些富于营养的流食，如豆浆、赤豆汤、牛奶、蛋汤、蔬菜汤等。

第三，调节情绪，鼓励自己多吃，或请家人督促自己吃饭。食欲的好坏与情绪状态关系密切，调节好情绪可以让胃口变好，因此参加些运动、找家人倾诉等，也对增加食欲有帮助。

第四，从烹饪的角度增加食欲，在食物的"色、香、味"上下功夫。可以选择如彩椒、紫甘蓝等颜色比较靓丽的食材，或采用颜色反差比较大的食材搭配，从视觉上增加食欲；也可以选择本身香气比较重的食材，如香菇、芹菜、茴香等；还可以使用漂亮的餐具，装盘或摆盘时精致一些。尽可能食用新鲜烹制的食物，避免外卖食物；烹饪时尽可能保留食物原始的状态，避免过于复杂的操作或加工。

第五，要好好吃药并配合其他非药物治疗。当抑郁症状改善后，厌食的症状也会随之缓解。

155. 药物治疗期间出现不良反应，在饮食上要注意什么？

药物治疗期间出现不良反应如果与消化道症状密切相关，如恶心、呕吐、腹胀、便秘等，饮食上应注意以清淡为主，准备易消化的食物，少吃多餐，避免辛辣刺激类食物的摄入，同时注意合理搭配饮食，保证充足的营养摄入。

如果治疗期间发生严重不良反应，导致患者身体状态极度虚弱，可先以米汤、牛奶等流食为主，待症状好转后再以高蛋白、高热量的食物为主，补充能量，增加体力，切忌太过油腻。

156. 抑郁症患者睡眠障碍有哪些表现？

抑郁症患者普遍受睡眠问题的困扰，主要包括两个方面：①失眠：表现为睡前想法较多，辗转反侧，经常想到不好的事情，难以入睡，或者多梦、眠浅、比预期的时间更早醒来，之后难以再次入睡等，睡眠质量差。②嗜睡：总是感觉睡不够，不愿意醒过来或起床，即使在睡眠时间充足的情况下，仍然感觉精力不足、疲倦、难以集中注意力、记忆力减退等。

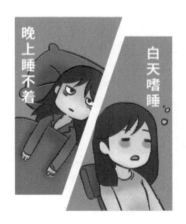

157. 除了吃药，还有哪些有效措施可以帮助改善睡眠问题？

对于有失眠困扰的抑郁症患者，药物可以帮助入睡，改善睡眠质量。在使用药物之余，也可以试试以下措施，对改善睡眠可能会有一定的帮助。

（1）保持稳定健康的作息规律。因为抑郁症会导致睡眠模式改变，所以保持规律作息是非常重要的。但是对于抑郁症患者而言，要做到这一点确实比较困难。如果无法控制入睡时间，可以先控制好起床的时间，通过设定闹钟或模拟日出的睡眠唤醒灯，每天尽可能在相同的时间点起床。建议不要通过手机设定闹钟，这样可以避免起床后又在床上长时间看手机。规律的作息、足够的日照时间和强度，能帮助建立和维持身体的生物钟，同时让患者感受到每天的稳定性和一致性。

（2）睡前适当运动。傍晚或者吃完晚饭后，可以尝试做少量的运动，如散步、小跑、瑜伽、跳舒缓的舞蹈等，这样不仅能够缓解一天中的压力和不良情绪，还能增强睡眠质量。但是要注意，如果运动过量，或者运动时间距离睡觉的时间太近，有可能适得其反，反而会破坏睡眠。

（3）白天困倦的时候适当小睡。如果感觉自己确实需要睡一下，可以定20分钟或30分钟的闹钟睡一会儿，一天当中小睡一次是有益的。需要注意的是，日间睡眠要适度，如果睡眠时间太长反而会让人感觉疲惫，并扰乱正常的生物节律。

（4）注意饮食清淡，睡前不要吃太多、太好，也不要喝酒、饮茶或咖啡。睡前肠胃还处于工作的状态会影响到入睡，所以晚餐不要吃得太多、太过丰盛。咖啡因和酒精都具有刺激性，睡前饮用会使得入睡更加困难，所以睡前几个小时内最好不要饮用任何含有咖啡因和酒精的饮品。

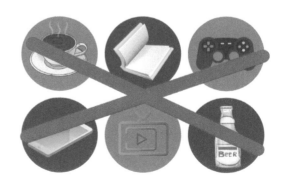

睡前避免

（5）养成良好的习惯，在床上只是睡觉，不做其他不相关的事情，如看手机、看书、玩牌、看电视等。因为长期在床上做这些事情，可能会使身体建立起条件反射，当你到床上后，会习惯性地激起精力而非睡意，从而增加入睡的难度。如果睡觉之前想要看手机、看电视或看书等，最好在床铺以外的地方进行，手机不要拿进卧室。

158. 嗜睡不愿意起床该如何解决？

抑郁症患者有嗜睡的症状，不愿意或者难以做到离开床铺，确实是一件令人沮丧的事情。如果为此烦恼不已，也许可以尝试以下办法。

摆脱嗜睡最核心的方法是进行抗抑郁治疗。抑郁症患者之所以嗜睡，是因为这是抑郁症的症状表现之一，或者是患者对现实环境的一种逃避方式。不论原因如何，治疗抑郁症才是解决问题的根本。抑郁症治疗有效后，嗜睡的问题自然会缓解。

除了治疗，还要做好心理建设，鼓励自己起床。虽然睡够8小时后还是会感觉非常疲惫，但是继续待在床上通常无济于事，反而会错过白天大好的时光和重新培养规律作息的机会，还会强化内疚的感觉。所以设定起床的时间，定下闹钟，不断鼓励自己爬起来，或者请亲朋好友帮忙叫起床，哪怕离开床铺几分钟也是进步，坚持下去会有所帮助。

另外，可以为自己安排一些起床后需要做的事情，如与朋友聊聊天、到户外走一走、去商店买点东西、倒垃圾、扫地、擦擦桌子等，有事情做一方面可以增加起床动力；另一方面可以改善当前的状态。此外，如果日间过度困倦，还要考虑是否是药物不良反应导致，可以找医生咨询，必要时调整治疗方案。

159. 患者在起居方面怎么做有助于控制病情并逐步好转?

规律的作息有助于病情的控制和好转，起居也应如此。患者需要养成一个良好的生活习惯，按时起床、睡觉，每天规律进食及活动；还要注意个人清洁卫生，勤换衣服，每周沐浴2～3次，必要的时候可以请家人监督，并参加适量的劳动或运动。这样一直保持规律的起居习惯，能够让患者感觉正在做一些非常重要的事情，也会使自我感觉变得好一些，以防总是举棋不定或无所事事。

（五）社会关系管理

 160. 如何让家人理解自己，明白自己患上了抑郁症?

首先，与家人聊这个话题前，需要对抑郁症有较全面的了解，这样与家人沟通时能够说得更加明白。此外，还可以准备一些关于抑郁症的资料，家人不理解的时候给他们看，资料上的内容可以包括抑郁症的医学解释、主要症状、发生的原因、会造成什么危害、如何接受正规治疗等。然后明确与家人谈话的目的是寻求他们的理解和帮助，如果有困难，也可以把想说的话列出大纲，以免谈话时忘记。

谈话时需要注意几点：①最好提前和家人约好时间和地点，坐下来正式告诉他们。②在谈话时控制好情绪，并且坚持到底，不要因为感到家人不耐烦或者怀疑的态度就放弃，这点很重要。③谈话时开门见山表明自己患上抑郁症（如果有医院的诊断就直接拿出来），把症状、日常感受及什么时候开始患病平静客观地叙述出来，还可以加上自己对疾病的理解，如发生的原因、危害等，如果觉得自己表达不清楚，可以把准备好的资料给家人看。④最后态度要坚定，要明确表达需要帮助的意愿，如想去看医生、想要吃药治疗等，告诉家人不想继续现在这个样子，希望能好起来。

如果和家人谈话后他们还是不能理解，有所怀疑，这时可以寻求长辈（如老师、叔伯等）、朋友（最好是有专业背景）的帮助。总之，患上抑郁症后要尽早治疗，寻求多方面的帮助。

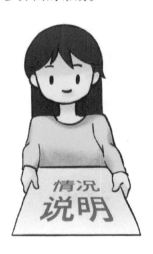

161. 抑郁症患者如何处理好婚姻关系？

受抑郁症的影响，很多患者会变得不爱说话和交流、情绪起伏大、脾气变差、负面情绪增多、多疑、性欲减退等，无暇调整自己的情绪，也无暇关心自己的家庭，这些均会给婚姻生活带来不良影响，从而产生一系列婚姻问题。那么抑郁症患者可以做哪些尝试或努力来维系婚姻关系呢？以下给出几点建议。

首先，要管理好自己，积极治疗。我们知道，抑郁症是可以通过规范化治疗痊愈的，所以无论发生什么，第一时间都应该去就医，积极配合医生进行治疗。在治疗的过程中，学会管理自己，如合理饮食、规律作息、加强运动、学习和发现管理情绪及舒解压力的方式、合理应对症状等。坚持这样做，随着身体恢复健康，婚姻关系也可能慢慢变好。

其次，要对另一半坦诚，勇敢表达不隐瞒。夫妻之间坦诚相待是健康关系的基础，发现自己患上了抑郁症，要采取合适有效的方式及时告知另一半，表达出自己的真实想法和感受，获得对方的理解和帮助。有时可能不能顺利得到理解，不要轻易放弃，可以试试寻求其他人的帮助，如亲戚、父母、医生等，尽量让另一半理解和支持自己。

最后，应顺其自然，不要给自己太多的压力。如果已经尽力维护了婚姻关系，不管能不能得到好的结局，都不要给自己设限，也不要因此背负过多的压力和负面情绪，多给自己和另一半一些时间，加强沟通，多换位思考，顺其自然也不失为一种解决的方式。

162. 如何与同事或上级沟通自己的病情，以保证就医和适当休假，从而维系工作机会？

抑郁症不仅会影响人的情绪，还会对认知产生损害，使得患者很难清晰地思考、专注地做事、清楚地记住一些细节，工作状态每况愈下，这时可能需要一段时间休假来调整。但是很多患者害怕同事们异样的眼光，害怕上级领导对自己的工作能力产生怀疑，害怕丢了工作，害怕治疗好后也得不到同事和领导的信任及肯定，不敢告诉他们自己的病情，也没能请下假来。

其实遇到这样的情况，最好不要对上级领导隐瞒，可以大胆地跟领导说明自己的情绪状态、目前正在接受的治疗、大致需要多少时间恢复、可能对工作有什么样的影响、对目前的工作要做什么样的调整、要请多长时间的假等，以得到领导的理解和帮助。随着抑郁症科普工作的进展，越来越多的人对抑郁症有了正确认识，越来越多的领导能够用客观的态度对待患有抑郁症的员工，也能够为他们保密。而且，从《中华人民共和国劳动法》角度考虑，抑郁症与其他疾病一样，享有相同的病假及利益，因此向上级领导坦诚病情，按照公司的制度获得相应的假期是合理要求。

对于同事，是否告诉他们自己生病需要仔细思量，因为很难确定能够得到全部同事的理解和支持。在没有十足把握的时候，不要立即告诉同事自己患的是抑郁症，可以先表述出目前的症状、自身的情绪及身体感受、其对工作有哪些影响，以及想要同事具体提供哪些帮助。如果与同事确实关系亲密并相互信任，那么对其坦诚自己的病情也是无碍的，这样也许能够获得更多的帮助。

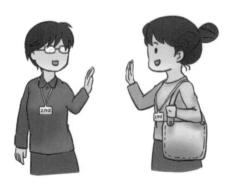

163. 治疗期间可以继续工作和学习吗？在工作和学习中要注意什么？

治疗期间能否继续工作和学习，要视情况而定。如果病情较严重，躯体症状突出，还有注意力不集中、记忆力差、反应迟钝、手眼不协调、思维迟缓等，可以缓一缓再工作和学习；如果没有这些症状或者症状较轻，自我感觉能够承受，可以继续工作和学习，并且这样反而有利于病情恢复。

在治疗期间坚持工作和学习，也要注意以下事项。

（1）正确认识自身的情况，了解工作和学习会因为疾病和药物受到影响，在心里有所准备，并接受这一切，不要对自己有过高的期待。

（2）预先估算出每天能够承受的最大工作量或学习量，降低难度，与领导、同事，或老师、家长做好沟通，制订好计划，分阶段进行工作、学习和休息，按照计划实施。

（3）不勉强自己，如果在这个过程中感觉到压力增大，身体不适或者情绪变化，即使没有完成计划，也可以停下来。

164. 在回归社会或学校之前，患者需要做什么？

一般来说，经过规范治疗，大多数抑郁症患者并不需要特殊的康复训练，就能够顺利回归社会，回到正常的工作、学习和家庭生活中。但也有一些患者，由于病情较复杂或者治疗不规范，即使症状得到了控制，在回归社会之前仍然存在一些障碍，这时可能需要进行一些社会康复训练，以使他们因为疾病丧失的社会功能最大限度地得到恢复、留存的能力得以充分发挥。

社会康复的内容主要包括以下几个方面。

（1）人际交往技能、与人相处和谈话的技巧，包括交谈时的目光对视、动作、表情、语速语调、声音等。

（2）自我生活技能，包括穿衣、吃饭、购物及基本家务活动等。

（3）认知功能训练，包括注意力、思维、记忆力等方面的恢复训练。

（4）求助医生的技能，保证能够在需要的时候找到医生寻求帮助，能向医生正确有效地描述存在的问题，并提出需求。

在做社会康复时，先做个大体的评估，并制定好训练目标，然后采用引导、示范、角色扮演、评估、纠正指导、家庭扮演、家庭作业等步骤自我训练，积极在社会生活中运用。

165. 抑郁症患者再就业时如何做可以帮助自己找到合适的工作？

有些抑郁症患者重回社会再次就业时，会担心受到歧视、找不到满意的工作，或者在面试过程中被刁难和不公平对待。但是担忧并不能解决问题，我们需要正确应对，以帮助自己找到合适的工作。

首先，要调整好自己的心态。经过治疗痊愈后，自己各个方面的能力得到恢复，在处理一般性工作上与其他人不会有什么差别，所以在求职时要充满自信，把更多的注意力放在求职意向上，减少不必要的担忧。但是需要注意，投简历时要合理评估自身能力和公司需求，不要好高骛远；尽可能地避免高强度的脑力活动及办公环境嘈杂的工作，不要在一开始就面对较大的工作压力，尽量选择自己喜欢的工作，或富有情趣感的细腻劳动，这样就能够让自己处于较为愉悦的工作氛围中，发挥自我专长。

其次，要做好万全准备。可以和家人一起模拟面试场景，练习如何更加恰当地回答问题，提前演练求职时可能发生的状况，预先想好应对之策，做好充足准备，以便在实际面试中以平常心应对各种情况。

最后，在求职过程中如果出现一些让自己情绪不佳或有压力的情况，要注意采用恰当方式及时疏解，必要时还可寻求心理医生的帮助。

166. 抑郁症患者康复期适合参加哪些社群活动？

康复期抑郁症患者是指经过系统抗抑郁治疗达到临床痊愈标准的抑郁症患者，但可能有残留症状，社会功能也并未完全康复。对于康复期抑郁症患者，参加一些恰当的社交活动对疾病的恢复有重要意义。那么哪些社交活动是合适的呢？以下介绍几种供参考。

（1）患者团体活动。一些服务于抑郁症患者的团体，会组织交流会、趣味运动、节日聚会、书画比赛等多项活动，大家可以相互交流与抑郁症相处的经验、结交朋友、培养兴趣爱好等。

（2）家庭聚会。亲戚好友聚在一起，聊天、烧烤或者旅游等，在活动中给予患者关怀，使他们感受到家庭的温暖和生活的美好。

（3）志愿者活动。如果感兴趣，可以参加一些力所能及的志愿者活动，通过帮助他人得到认同，感受到自我存在的价值，增强自信心。这样的公益活动不会有太大的压力，还能增加交流机会，积累社交经验。

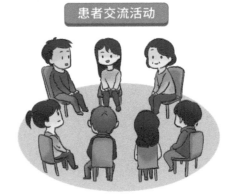

患者交流活动

（4）志同道合的朋友圈活动。在培养兴趣爱好的过程中会认识一些有相同爱好的朋友，可以一起组织相关的活动，如球类比赛、舞蹈表演等。这些感兴趣的事情，做起来不会有额外的压力，还能在活动中看到自身价值，有利于康复。

167. 抑郁症患者买保险时需要注意什么？

抑郁症患者为自己购买保险、增加一份保障是件好事，但是需要注意一些问题，以免造成损失。

（1）参保的时候需要先弄清楚赔付条件，抑郁症患者的疾病和身故风险会高于正常人，有些保险产品在购买和赔付的条款上会明确说明免责赔付抑郁症患者。所以不要盲目购买产品，应先弄清楚赔付条款，看是否合适自己，而且对于多数商业保险产品不予理赔也要有一定的思想准备。

（2）积极治疗，达到临床治愈的抑郁症患者可以通过部分保险产品的健康告知正常投保，有些保险产品对程度较轻的抑郁症患者也可以除外责任承保。经过专业治疗后，很多患者是可以正常购买商业健康险的。

（3）积极参保国家基本医疗保险，减轻因患病、治疗等所带来的经济风险。

（4）参保惠民保，如果因疾病原因无法购买商业健康保险，可以参保各地出台的城市惠民保，惠民保对被保人健康状况无要求，可以在一定程度上减轻患者家庭的经济风险。

抑郁症患者在购买商业保险时，还需要如实做好健康告知，不能为了符合投保要求而故意隐瞒自身的病情，导致后期出险无法理赔。

二、关于复发

168. 导致复发的危险因素有哪些?

导致抑郁症患者复发的危险因素较多，主要包括以下几个方面。

（1）遗传因素：抑郁症家族史是抑郁症复发的危险因素。如果存在其他精神障碍的家族史，同样可能使患者抑郁症复发的风险升高。

（2）服药依从性：服药依从性是影响抑郁症复发的首位因素，依从性好、用药时间长、剂量使用充分的患者不容易复发，而停药或不遵从医嘱的患者复发风险增加。

（3）临床特征：起病年龄早，首次发作及后续发作症状重，之前有多次抑郁发作史，持续的睡眠障碍等均会增加复发的风险；合并有其他精神障碍（如社交恐惧症、惊恐障碍等）会增加治疗难度，延长治疗时间，加重患者的社会心理损害，也会增加复发的风险。

（4）残留症状：患者治疗后经常有残留症状，如果其持续存在也会增加复发的可能性。

（5）心理社会因素：包括心理社会功能、认知因素、人格因素、生活事件、社会支持5个方面。具体来说，心理社会功能损害（包括个人工作能力、娱乐活动、人际关系和生活满意度等）、消极的认知方式、不良人格（尤其是边缘型人格）、社会支持缺乏（如独身、缺乏生活依靠、夫妻关系淡漠、缺乏相互依赖等）、较多生活应激事件（如经常搬家、转学、亲人离世、失业等）累积均会增加复发的风险。

169. 哪些人容易复发?

抑郁症容易复发的人群一般具有以下特征：治疗期间服药依从性差、有较多应激生活事件（如更换居住环境、父母离异、失业、家庭成员去世、毕业等）、具有精神障碍家族史、社交孤立、兴趣爱好单一、抑郁症起病年龄较早、曾经复发过一次或多次、存在物质滥用成瘾情况、有慢性躯体疾病、社会支持体系薄弱等。

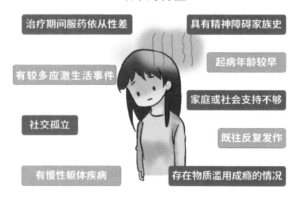

170. 预防复发，患者该注意些什么？

患者首先要注意，抑郁发作结束后要继续治疗一段时间，采用药物治疗、心理治疗或两者联合治疗，具体时间依疾病特征而定。已经有研究表明，继续治疗可以帮助降低复发风险。因此患者不要发现好转后随意停止治疗，要定期去医院复查或复诊，听从医生建议坚持治疗，保持良好的依从性。如果没有特殊情况，最好不要频繁更换医生。

其次，要注意学会自我管理，也就是对自身抑郁症状进行管理，关注自身情绪波动，对病情变换及预兆予以监控，以降低抑郁症对生活质量和人际关系的影响，维持有效治疗效果。此外，如果生活中遇到一些导致情绪波动、内心冲突或明显挫折感的事件，最好尽早找到可靠的人或者医生寻求帮助，通过倾诉缓解情绪和压力，必要时进行心理咨询，解决心理冲突，提高应对不良事件的能力。

最后，要养成健康的生活方式，包括合理饮食、适当运动和良好的睡眠习惯，平衡工作、生活、家庭和朋友之间的关系，开展社交活动，多与人沟通交流，保持积极乐观的心态。

171. 如何减少对复发的担忧？

很多治愈的抑郁症患者会担心或害怕病情复发，有些人甚至每天生活在复发恐惧中，那么如何减少这种担忧呢？

首先，可以通过多种渠道，如询问医生、看科普书籍、在网上查找资料、请教专业人士等，了解抑郁症复发的相关知识及注意事项，明确知道哪些因素会影响治疗效果、促使疾病复发，如何做可以减少或避免复发等。有了对抑郁症的正确认识，可减少不必要的担忧。

其次，要按照医嘱完成全病程治疗。规范的全病程治疗可以最大限度地降低复发风险，所以坚持完成三个阶段的治疗，将复发的风险尽可能降低，也可以减少对复发的担忧。

再次，针对自身情况，制订有利于预防复发的生活计划，专注于当下。例如，养成规律的作息习惯，规律均衡进食，做一些让自己放松和开心的事情，保持愉悦的心情，从不同的角度去看待问题等。把注意力多放在生活上，可以学习知识、培养兴趣，按照每天、每周或者每月计划认真执行，鼓励自己，肯定自己的进步。

最后，要坚定战胜抑郁症的信心，即使复发，也有信心将其击败。有了这样的思想，担忧自然会减少。

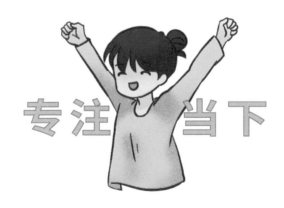

172. 复发前有没有征兆？是什么？

抑郁症复发之前总是会有些征兆，患者应提高警惕、仔细观察，尽早发现，尽早治疗。如果出现心境低落、兴趣减退、食欲下降、失眠、精力减退、早醒、注意力不集中等症状，有可能是抑郁症复发。当发生了环境改变及压力增加事件，如搬家、升学、换工作等，这时要注意情绪变化，警惕抑郁症复发；此外天气寒冷的秋冬季节，日照时间短，户外活动少，也是抑郁症容易复发的危险时段，需要注意。

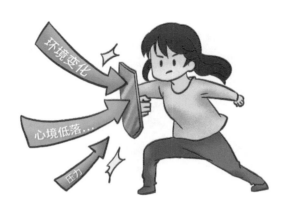

173. 如果发现复发的迹象，应该怎么办?

如果发现自己抑郁症可能复发，首先不要惊慌或害怕，要及时就医，请专业的医生判断到底是否复发，不要仅听信非专业人士的意见。如果诊断过后确定是复发，医生会根据具体情况调整用药方案，或者制定个体化治疗方案，患者要积极配合医生治疗。值得一提的是，早期达到临床治愈并遵医嘱坚持全病程治疗，可以有效预防复发。

三、自杀的预防

174. 什么是自杀意念和自杀企图?

自杀意念是指产生了想要自杀的心理活动，包括希望去死、想象用什么方式去死等，但没有真的采取行动。这受到社会、心理、生物等多种因素的影响。

自杀企图是指萌发了自杀念头，并开始自杀准备。也就是说不仅产生了自杀的想法，还为自杀行为的实施做了一些准备，如暗藏药物、观察自杀的地点、准备刀或绳索等。

预防自杀非常困难，不过多数抑郁症患者自杀（包括自杀意念和自杀企图）前都会向周围人（如医生、家属、朋友等）流露出一些言语或非言语的呼救信号，如给予及时恰当的处理，可以避免悲剧的发生。有自杀意念和自杀企图的患者应尽早住院接受治疗，防止自杀悲剧的发生。

175. 引发抑郁症患者自杀的相关危险因素有哪些？

抑郁症患者自杀的事件时有发生，了解抑郁症患者自杀行为的危险因素，对预测和防止自杀行为的发生、提高其生活质量和寿命有着重要意义。抑郁症患者自杀的危险因素包括绝望感高，负性生活事件多，焦虑感高，有自杀家族史，有妄想、自责和认知障碍等，这些均为主要危险因素。另外，极端思维、有较多不合理信念、认知僵化等因素容易使患者情绪低落，悲观绝望，进而导致自杀行为，也是引发自杀的危险因素。

这些危险因素在一定程度上可以通过药物、社会支持、家庭支持和自我调节等方式进行控制，从而减少自杀的发生。

176. 什么样的情况下更应该警惕自杀风险？

单纯以疾病的严重程度来判断自杀的可能性是不够科学准确的。除了疾病的严重程度，还有很多因素增加自杀风险，例如，既往有自杀企图或自杀未遂、既往有自伤行为、认知缺陷（执行能力下降、缺乏解决问题的能力等）、精神病性症状、酒精依赖、发生致残性的躯体疾病（恶性肿瘤、艾滋病等）、存在急性或慢性的心理社会应激、缺乏心理支持和社会支持网络（失业、独居、与家人关系欠佳等）、有童年创伤史、缺乏保护因素（孩子、家庭、生活满意度、信仰等）。其中，既往有自杀企图或自杀未遂是最危险的因素，如存在这些影响因素更应警惕自杀风险。

抑郁症患者自杀率高，对患者进行自杀风险评估是治疗的关键一环。在全病程治疗中需要不断评估自杀风险，包括是否有自杀风险及自杀风险的高低，这些均需要医生进行专业评估。

177. 如果已经出现自杀想法应该怎么办?

如果患者开始有了自杀想法，但是还没有制订任何计划，也没有真的或主动去实施，这时需要增加保护因素，降低风险，并寻求他人帮助。可以选择以下的做法。

（1）将关注的焦点放在治疗上，确保最近一段时间在积极配合治疗，没有断药或擅自降低剂量；主动就医寻求帮助，无论自我伤害的想法多么模糊或者抽象，都应该如实与医生讨论，包括想法的细节及其严重程度，这样医生就能根据情况调整治疗方案，一起制订保障安全的计划，有必要时需要住院治疗。

（2）告知他人自杀的想法，可以得到外部情感支持和帮助。至于告知对象，可以选择了解病情的家属、值得信任又对自己充满关切的朋友，而不应该是不熟悉的人和不尊重隐私的人。告诉他们时，需要注意语言的组织，可以这么说："我最近出现了一些想法，需要和你聊一聊。这段时间我在与抑郁症做斗争，可是出现了一些自杀的想法，我非常害怕，也不确定靠自己能否驾驭这些想法，所以我想请你帮助我（或者带我去医院）。"

除此以外，还可以做如下这些增强自我保护能力的防范措施。

（1）清除家中任何会危害健康的药物和酒，把它们丢掉或者送给亲朋好友保管，妥善保管常用药物。

（2）清理掉家中的危险物品，确保所有锋利的刀具都被安全存储起来，或者转移到自己难以接触的地方。

（3）限制自己进入危险场所，如有火的地方、高处等。

（4）关注服用的药物是否充足，以免断药，但也不要大量存药；保存好医生的联系方式，确保能够在紧急情况下快速联系医生。

（5）制订计划，多与家人和朋友联系，以此来减少社交退缩感和孤独感。

（6）试着思考生活的意义或者生命的价值，不断提醒自己关于生活的信念及活下去的理由。

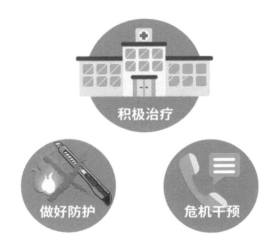

第四章

家庭/亲友支持不容忽视

❓ 178. 家属平日如何与抑郁症患者相处?

家庭关怀对于抑郁症患者的康复至关重要。家庭是人类社会最基本最重要的生活单位,家庭的价值、期望、种种变故的发生都会影响家庭成员的健康状态。家庭功能和抑郁症病情有时互为因果关系,和睦的家庭关系、好的家庭氛围可以促进疾病康复。

作为家属首先要学习抑郁症相关知识,正确认识抑郁症,理解患者正在经历什么,接受他们的状态,这样在相处的时候才能够做到心中有数。了解相关护理常识,才能更好地照顾患者。其次,家属要调整好自己的心态,给患者营造良好的家庭生活氛围。抑郁症患者情绪变化较大,家属要明白这是抑郁情绪在作怪,他们不是错了,而是病了,因此不要着急把他们变成正常的样子,而要耐心陪伴他们,帮助他们更好地面对抑郁。陪伴患者需要创造一个轻松的环境,家庭成员关系和谐,平时家里面最好安静一点,尊重患者,保护患者的隐私,相处时注意谦让、忍耐,尽量满足他们的需要,使他们感受到家庭的温暖,减少他们的焦虑;与患者交流时尽量说一些开心轻松的话题和鼓励的话语,哪怕他们只有点滴的进步也要不断鼓励和强化。在日常生活中,多关心患者,有需要时可以帮助他们定时洗澡、更衣、理发及修剪指甲,保持衣着清洁及身体舒适;帮助患者养成良好的作息习惯,按时按点起床睡觉,定时定量进食;多嘱咐患者按时服药,定期复查。

需要注意的是,不要把患者当成需要特殊照顾的人,事无巨细地去关照他们,尤其是对于康复期的患者,这样反而会给他们压力,不利于病情恢复。当患者的病情有一定程度恢复时,可以让患者适度参与家中的事务,至少家庭的重大事项要与患者商量后再决定。让患者慢慢承担相应的家庭责任和义务,这就可以慢慢帮助其重新建立自信心,有利于康复。

　　家属要学会关爱自己，给患者做好示范。抑郁症的治疗和恢复需要较长时间，家属要有心理准备，不要期待过高，避免给自己和患者造成压力。在这段时间内，家属可以多培养一些兴趣，如跑步、打球、绘画等，既能减压又能给患者做出良好示范，使他们发现和感受到生活的美好，重燃希望。如果条件允许，家属可以带着患者一起运动，这对患者情绪的发泄和症状的缓解均有一定帮助。

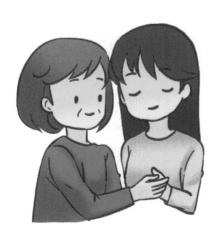

179.　家属平日与抑郁症患者沟通时应注意些什么？如何倾听？

　　受疾病状态的影响，抑郁症患者与人沟通的意愿和能力都有所下降，家属与患者交流时，要注意以下几点。

　　（1）要有耐心。正确认识抑郁症，清楚患者不是心理脆弱，而是处于疾病状态，因此与患者沟通时要注意态度，在患者不能及时给出反应或者表达不清楚的时候，不要着急，也不要表现出不耐烦。

　　（2）要真诚地包容。敞开真实的自己，用平等的姿态与患者沟通。抑郁症患者常敏感、多疑，多会感到自责、自卑，沟通时告诉他们，其实平常大家也会有搞不定的事情，有时也是弱者。用平等的姿态与其沟通，更容易拉近彼此的距离。切忌不要强势，否则可能导致患者不愿意沟通。

（3）要无条件地关爱。少教导、少指责，多肯定、鼓励、理解和支持患者。沟通过程中，减少"你应该怎么样""你这样是错的""你需要怎么样"等教导式语句，从细微处入手，发现患者有一点点进步或改变就予以表扬，肯定他们的努力，让他们感受到温暖和呵护。和患者聊天时把自己想象成他们，尽力去理解他们，在适当的时候表示对他们的支持，如说"我们会尽力去理解你的感受""听到你的描述，我感觉你很努力地在改变，你不是一个人在战斗，还有我们"等类似话语。

（4）要学会倾听。沟通时鼓励患者说出内心的想法，患者诉说的时候，不要打断对方，也不要做任何评价，努力去感受，必要时及时用言语或肢体动作给予反馈，引导他们诉说更多，如可以说"我在听着""没事的，你继续""感觉如何""我就在这儿"等来回应。可以先学习一些沟通技巧，使用积极的、关心的文字和语言，不要使用语言暴力伤害对方。

（5）要注意保护患者的隐私。抑郁症患者情绪波动比正常人大，敏感程度比正常人高，所以他们诉说的一些秘密，一定不要告诉他人，尊重患者，保护他们的隐私。

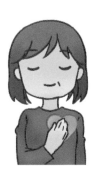

用心倾听

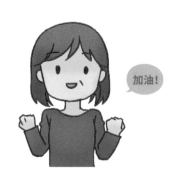

使用积极的文字和语言
避免语言暴力

180. 抑郁症患者不愿意接受治疗，家属该怎么办？

抑郁症患者处在抑郁状态时，有时意识不到自己出了问题，有可能不愿意接受治疗。有些患者害怕治疗带来的不良反应，也会拒绝治疗，抗拒去医院。面对这样的情况，家属可以参考以下做法。

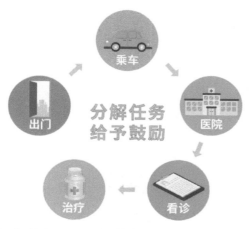

（1）积极与患者沟通，引导他们正确面对自己的问题从而接受治疗。这个过程可能比较艰难和漫长，家属要做好思想准备，沟通时也要注意方式方法。找机会多与患者谈心，鼓励他们说出自己的苦闷，让他们体会到家属的关心和理解，先得到患者的认同，再劝他们就医。劝服的过程要立场坚定，有耐心，也要注意控制情绪，每次沟通都应该心平气和，以鼓励为主，不要抱怨和吵架。

（2）如果劝服难以奏效，患者不愿意去看精神科或者接受心理咨询，也可以带他们去综合医院看其他科室，解决躯体症状和不适。例如，说带他们去改善失眠或者厌食等问题，或者排解一下压力，这样患者可能更容易接受，也能减轻病耻感。到了医院，家属与医生先沟通患者的情况，做全面的躯体检查，可以排除由身体原因导致的抑郁，也可以请医生帮忙劝患者去精神科就诊，因为有时候医生的话更容易让患者接受。

（3）如果患者答应治疗，临出门又反悔，或者到医院门口还是不愿意进去，这时要尊重患者意愿，实在不行就取消，还要鼓励患者做了准备，已经迈出了就医第一步。接下来可以把治疗这个事分解成多个步骤，如穿衣服出门、坐上车、到医院下车、走进治疗室、接受治疗等，每次患者能完成多少就完成多少，完成后及时给予表扬，鼓励他们下一次能够再进步一点，如此循序渐进。

（4）对于病情严重，有自杀行为、自伤或者伤害他人行为的患者，家属可以寻求外部力量的帮助，如医院、危机干预热线等，尽快安排患者入院接受系统治疗。

181. 抑郁症患者抵触家属的关怀，应该怎么办？

作为抑郁症患者的家属，总想做点什么帮助患者早日走出困境、摆脱疾病，于是对患者关怀备至，默默陪伴其左右，可是有时候却得不到患者的理解和尊重，甚至还遭到责备。这让家属不免感觉委屈，不知怎么办才好。如果遇到这样的情况，可以参考以下做法。

（1）坚定信心。我们要清醒地意识到关怀对于抑郁症患者的重要性，不能因为被抵触而不去关怀。其实这种抵触思想和行为多是疾病的缘故，并不是他们的本意。周围人的关怀和关爱是患者通向痊愈和康复的最佳途径，所以不要轻言放弃，要始终如一地提供关怀和支持。相信随着时间的推移，患者会逐渐接受家属的帮助。

（2）尝试改变关怀的方式。有时患者抵触家属的关怀，有可能是关怀的方式让患者抵触。患者在恢复过程中，需要有自己的空间和时间，家属在关怀时不能强迫，也不能用自认为对的方式来要求或指责患者，否则会增加他们的心理压力，加重病情。

（3）积极督促患者接受治疗。规范化治疗可以改善患者的抑郁症状，从而理解家属、接受家属，因此家属要督促患者按时按量服用药物或接受心理治疗、定期复诊等。随着病情的好转，患者的抵触思想和行为会慢慢减轻甚至消失。

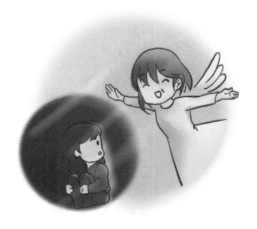

182. 家属如何帮助患者提高治疗依从性？

除了患者自身，家庭关系、家属对患者治疗的态度、患者是否与家人同住等，均会影响患者的依从性。为帮助患者提高治疗依从性，家属可以尝试以下做法。

（1）尽量与患者同住，陪伴其左右。家人与患者住在一起，一方面可以督促患者按时服药和复诊，近距离的关心和陪伴还可以提高患者服药的主动性；另一方面，当面对负面事件时，家人可以及时提供支持和帮助，以免他们心理承受能力下降而不能坚持服药，或者出现错服、漏服的情况。

（2）创造融洽和睦的家庭关系和氛围。家庭成员关系亲近、融洽，家庭氛围轻松愉快、安全舒适有助于患者减轻压力、维持良好的精神状态，还能增进患者对治疗的乐观态度，间接提高患者的服药依从性，使其乐意配合其他治疗。

（3）坚定不移地支持患者接受治疗。有些家属觉得患者治疗效果不明显或无效，或者因为经济等原因，会对患者治疗抱有迟疑或者反对态度；而抑郁症患者本身存在负罪感，认为自己不值得被拯救，家属对治疗的倾向会直接影响到他们接受治疗的态度，因此家属坚定支持患者接受治疗，对提高他们的依从性有重要意义。

（4）帮助患者与医生建立良好的医患联盟。有研究发现，与医务人员沟通良好的患者具有更好的依从性。家属可以陪伴患者就诊，保存医生的联系方式，在治疗过程中把出现的问题及时反馈给医生，帮助医生及时掌握患者的最新病情变化。同时鼓励患者与医生交流，配合医生的安排，增加患者对医生的信任程度，从而提高患者对医嘱的遵从性。

183. 家属如何判断患者病情是否有所好转？

抑郁症患者出现病情好转，往往有以下几个迹象。

（1）能够确切知道自己患了抑郁症，对治疗不再排斥，甚至能主动配合服用药物或接受心理治疗等。

（2）身体不适症状逐渐消失，食欲、睡眠质量有所改善，身体上的疼痛减轻，精力也随之变好。

（3）生活自理能力有所提高，不一直抱有消极的生活态度，会寻求生活的乐趣和积极改善现状的方法。

（4）愿意参加社交活动，与家人关系也渐渐变好，愿意接触外面的世界。

值得注意的是，患者病情是否真的好转，还是需要专业的医生来判断。如果发现疑似好转的迹象，可以陪伴患者做情绪自评问卷或者去医院做个评估。切记不要自我感觉好转，就自行减药、停药。

184. 经治疗后患者的症状没有好转甚至有加重趋势，家属该怎么办？

家属首先要确定患者的症状确实是在规律治疗的情况下没有好转或持续恶化，然后请专业的医生一起来判断。确定情况后，家属要鼓励并陪伴患者就医，跟医生一起商定、调整治疗方案，包括调整药物剂量、换药或是增加其他治疗方法等。如果患者不愿意再治疗，家属要坚定态度，支持和鼓励患者继续治疗。如果患者病情较重，以至医生建议住院治疗，应听从医生安排，积极配合，做好支持和保障；如果不需要住院，平时在生活中要更加关注患者的情绪行为变化，一有紧急情况及时送其就医。

185. 为预防患者复发，家属该做些什么？

抑郁症复发率较高，患者在达到临床治愈后，千万不要掉以轻心，需要做好预防。与此同时，家属也能为患者预防复发提供一些帮助。

（1）维持期治疗可以有效降低抑郁症复发的概率，因此家属要督促患者坚持治疗。有些患者临床治愈可能需要较长时间服用药物或进行心理治疗，家属要鼓励患者坚持下去，并督促患者严格按照医嘱服用药物，提醒和陪伴患者复诊，不随意停止治疗。

（2）家属在生活中对患者正确关怀和照顾，也能帮助患者预防复发。一是注意患者的饮食，确保他们的饮食结构健康，有足够的营养和热量，如丰富的水果、蔬菜、优质的蛋白等。二是帮助患者制订计划，养成良好的作息习惯，家属可以监督患者执行作息计划，并与患者一起坚持。三是督促和陪伴患者一起进行适当的运动，坚持每周进行3次、每次至少

30分钟有氧运动，包括跑步、瑜伽、游泳、球类运动等。四是多与患者沟通，了解他们的内心需求，不过度关注他们的学习成绩、工资收入等外在表现；关注他们情绪的变化，如果有负面情绪，及时回应和开导；学习一些心理知识，帮助患者提高心理承受力。

（3）鼓励并支持患者参加社交。家属可以教患者一些社交技巧，当他们遇到社交问题时为他们提供帮助，鼓励他们加入兴趣小组、运动小队或健康社团，平时也可以带他们参加朋友聚会、旅游等。

（4）家属也要注意调节自身情绪和压力，保持健康积极的生活态度，规划好自己的生活。家属可以通过改变和提高自己来影响抑郁症患者，给予患者正能量，帮助他们尽早走出阴霾，回归正常的社会生活。

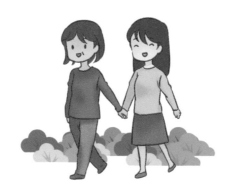

186. 如何帮助患者痊愈后回归社会或学校？

为帮助患者痊愈后回归社会或学校，家属可以尝试以下做法。

（1）与患者一起制订生活计划，如作息、饮食、每天可以做的家务等，并督促患者完成，督促时以鼓励为主。完成这样的生活计划，不仅可以培养患者的自我生活料理能力，还能增加其自信。

（2）鼓励患者多与亲友交往，参加集体活动。家属可以请亲友与患者联系，也可以鼓励患者在方便的时间联系亲友；与患者一起发现和培养其兴趣爱好，如打篮球、打网球、弹钢琴等，鼓励患者参加与兴趣相关的活动，与活动中的人进行交流。另外，家属也可以带患者一起参加公益活动，如去养老院照顾老人、给福利院的孩子送爱心等。这样可以改善患者恐惧社交的心理，为回归社会和学校做好准备。

（3）生活中多关心患者，主动与患者交流，做温暖的倾听者。正常关心患者的生活，在患者遇到烦恼或困惑来倾诉与求助时，要耐心倾听，及时提供帮助，引导患者转换思维、积极面对。

（4）对于还没有工作的成年患者，可以鼓励他们学习一项技能，为找工作做准备；对于儿童、青少年患者，可以鼓励他们先在家学习。刚开始学习时患者可能难以坚持，家属要适当给他们鼓励，善于发现他们的进步并予以表扬，帮助他们坚持下去。如果有可能，学校老师可以与家属形成治疗联盟，共同为孩子创造康复的环境。

（5）根据患者的职业，预想他们在公司或学校可能会遇到的情境，在家做角色扮演，指导患者在公司或学校遇到类似情况时如何妥善处理，提高患者的社会适应能力。

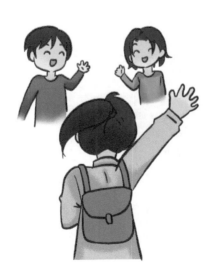

187. 如何帮助抑郁症患者与孩子更好地相处？

有人认为抑郁症患者与孩子相处会对孩子造成不良影响，所以不让其与孩子相处。这种做法是不科学的。我们首先要正确看待抑郁症，清楚这种疾病不是躁狂也不是精神分裂，一般不会冲动伤害他人，所以孩子与抑郁症患者相处一般不会有安全问题。而且，孩子有时候也是患者坚持治疗达到康复的关键因素，和孩子的亲情可能会唤起患者对生活的热爱和渴望，因此不能一味拒绝抑郁症患者与孩子相处。

在抑郁症患者与孩子相处之前，最好先教育孩子，告知其与患者相处时需要注意之处，并解释清楚原因；在他们相处的时候，家属最好在旁看护，以免发生意外情况。如果他们相处过程中发生不愉快，家属要及时协调。需要注意的是，对于有自杀观念或暴力倾向的患者，需要他人密切陪伴，同时加强治疗，最好不要让孩子与其长时间待在一起。至于治愈后病情稳定的患者，基本能够正常生活和工作，长期与孩子在一起也不会对孩子造成大的影响。

作为抑郁症患者的家属，要经常鼓励患者积极治疗，争取早日康复，早日回归到正常的生活当中。

188. 照护老年抑郁症患者需要注意什么？

在照顾老年抑郁症患者时，需要注意以下几点。

（1）老年抑郁症患者记忆力、注意力等功能减退，治疗期间可能会存在忘记服药或者弄错服药剂量等情况，因此照护他们的时候要注意是否漏服或误服药物，可以在服药时间提醒他们，并将所需药物准备好。服完药物还要注意观察他们用药后的效果和不良反应，一旦发现问题及时和医护人员取得联系。

（2）照护老年抑郁症患者，还要注意关照他们的情绪。很多老年抑郁症患者已经退休，又与子女分开居住，精神上会感到寂寞，照顾他们时应多关注他们的心理状态，了解他们真正的需求，并尽量满足。与他们沟通时要特别注意语言、语气和神态，尊重他们，耐心倾听并给予理解和同情。

（3）应该严密观察老年抑郁症患者的病情变化及行为改变。老年抑郁症患者是自杀高危群体，预防自杀也很重要，对于老人不经意间流露出的厌世情绪或想法要特别警惕。老年人的躯体疾病和感受容易掩盖抑郁症状，要特别注意观察。

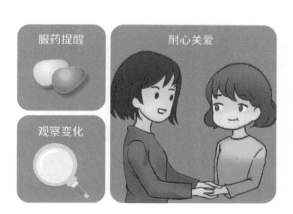

189. 如何照料围产期抑郁症患者？

对于围产期抑郁症患者，家属除了像对正常孕妇那样照顾，还要注意以下几个方面。

（1）为患者提供温馨舒适的环境，悉心护理，照顾她们敏感的情绪，给予充分的情感支持。家属不仅要在生活方面照顾周到，也要在情感上给予她们最大的支持，平时耐心与她们沟通，满足她们的需求，减轻她们的压力和焦虑，使她们保持病情平稳，防止病情复燃或复发。

（2）围产期抑郁症患者往往会对分娩紧张、恐惧，因照顾孩子不得力而自责。家属可以在她们分娩前耐心地与她们一起学习分娩医学知识和照顾宝宝技巧等，分娩后共同分担照护宝宝的任务，帮助她们保持良好心态，消除不必要的顾虑。

（3）注意监测患者病情变化，发现异常情况要及时陪伴患者就医。在患者接受治疗的过程中，家属要尽量陪护左右，鼓励并支持患者，使她们保持乐观的心态和治疗的信心。

（4）另外，家属还要注意患者的用药安全，选择药物时听从医生的建议，注意观察患者和胎儿用药后的反应，一旦出现异常情况及时送医。

190. 抑郁症孩子网瘾严重，拒绝上学或戒网瘾，家长该如何处理？

一些抑郁症孩子沉迷网络、游戏或其他不良习惯，厌学或拒绝上学，作为家长该怎么正确应对？以下给出几点建议供家长朋友参考。

（1）要以温和的方式引导孩子认识不上学、沉迷网络或游戏等的危害——这不仅会影响学习成绩，还会影响身心健康。当然，要达到完全改掉不良习惯的目标，可能比较艰难，不可能一蹴而就，家长要有足够的耐心，循序渐进，切忌用粗暴的方式或言语打击孩子，避免孩子做出过激反应。

（2）家长要注意观察与思考孩子这些行为背后的原因。如果孩子是因为疾病不能够很好地完成学习任务而产生厌学情绪，进而出现沉迷网络等逃避行为，家长应开导孩子，这是疾病引起的，不是他们的过错，并及时带孩子就医，积极治疗。如果孩子对网络、游戏成瘾严重，在治疗疾病的同时还应该配合医生做戒断治疗。网络、游戏成瘾患者可能还会伴有人格障碍、冲动攻击行为等，此时也不能忽视自杀风险，应做好自杀预防。

191. 家属长期照护抑郁症患者，应该如何及时缓解自己的精神心理压力？

得知家人患上抑郁症后，有些家属可能会将家人患病的原因归咎于自己，从而陷入自责情绪。照顾患者时，患者的病情起伏也牵动着家属的心绪，担心自己照顾不周影响患者恢复。而照顾抑郁症患者是一个长期过程，家属可能要面对患者的冷漠、哭泣、难以沟通、坏脾气甚至暴力等，还可能要承受患者治疗带来的经济压力。因此，抑郁症患者的照护者会承受较大的精神痛苦和压力，他们的心理调适也很重要。那么照护者如何及时缓解自己的精神心理压力呢？以下有几点建议。

（1）接受患者生病的事实，主动学习抑郁症相关知识。有很多人对抑郁症不了解，包括家属。当家人患上抑郁症，家属首先应该了解抑郁症是一种什么样的疾病，弄清楚它发生的原因、主要表现、治疗方法和治疗现状，有了专业知识的储备，才能更好地理解患者，知道下一步怎么做才能更好地帮助患者，不再彷徨无措；也能知道坚持治疗是患者的希望，从而坚定信念，做好支持工作。

（2）认清自己的角色，做好长期努力的准备。家属需要明白，抑郁症能否痊愈最终还是需要依靠患者自己，家属能够给予的帮助是有限的，而且家属不是医生，依靠家属自己的力量并不能使患者痊愈。因此家属不要有那么多的内疚和无力感，最重要的是给予患者支持、关爱和陪伴。另外，抑郁症治疗是一个漫长的过程，家属从一开始就应该做好心理准备，不能因为治疗效果不好就感觉无望而放弃治疗。

（3）多与医护人员交流。医护人员最了解患者的病情，家属应该多与他们交流，对于治疗过程中不理解、不清楚如何处理的问题，要及时寻求医生的帮助，减轻自己的焦虑。如果家属感觉到自己心理不适，也可与医护人员诉说，获取心理调适的专业建议。

（4）寻找并加入患者家属群。可以结识一些同为抑郁症患者家属的朋友，交流照顾患者的心得，诉说积压在心里的痛苦，获取理解和安慰，并相互鼓励。

（5）培养兴趣，采用适合自己的解压方式适时放松。照顾患者之余，家属可以安排一些专属自己的时间，做一些自己喜欢的事情，如运动、逛街、绘画、追剧、阅读等，从而释放压力、缓解焦虑。

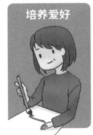
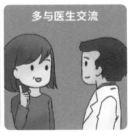

家长在判断孩子的行为之前，需要先弄清楚什么是非自杀性自伤和自杀尝试。非自杀性自伤是指以明显不会导致死亡的方式故意伤害自己，如用尖锐物体（刀片、发夹等）切开或划伤皮肤，用力咬胳膊、手指等，食用不能吃的东西，用香烟或其他东西烧烫皮肤等。自杀尝试是指有明显自杀企图的人以可致死亡的形式严重伤害自己。

两者最大的区别在于是否有自杀企图。非自杀性自伤一般没有自杀企图，他们只是想通过伤害自己来达到以下目的：降低压力或者缓解消极情绪；引起他人的关注；觉得自己做错了事情而惩罚自己；寻求刺激、好奇；希望得到他人的帮助等。而自杀尝试一般有自杀企图，会反复思考自杀或者死亡。

值得注意的是，有非自杀性自伤行为的孩子，可能因为缺乏对后果判断的能力导致危及生命，显著增加完成自杀的风险。因此当家长发现孩子存在自伤行为时要高度重视，积极寻求医学帮助。

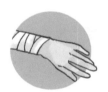

家长如果发现孩子存在
自伤行为

 高度重视

 积极寻求医生帮助

193. 家属怎么做可以预防患者产生自杀想法？

家属使用合理方式，可以帮助患者减轻症状，降低其自杀的风险。具体方式如下。

（1）预防患者产生自杀的想法，关键在于积极治疗抑郁症，所以家属应尽早陪伴患者去正规医院就诊，督促患者按时按量服药或接受心理治疗、物理治疗等，定期复诊，确保治疗不间断。

（2）家属应主动学习抑郁症相关知识，并在聊天中讲给患者听，让他们明白患上抑郁症不要归咎于自己，心情不好、工作做不好、身体不舒服等是因为病了；告诉患者应对疾病的方法，如积极治疗、控制情绪、预防复发等，帮助患者做好自我管理；强调抑郁症治疗的效果，增加患者治疗的信心。

（3）生活中多陪伴和关心患者，帮助患者料理生活，减轻他们的压力；主动与患者沟通，以肯定与鼓励为主，善于发现患者的优点并鼓励强化，还可以采用回顾往事的方法引导患者回忆过去取得的成绩，帮助其找回自我认同感、增强自信心；有意识地引导患者做好应对挫折和变故（如亲友离世、考试失利等）的心理准备，提高他们的心理承受能力。

（4）接纳和及时回应患者的负面情绪。当患者出现负面情绪时，避免直接评价甚至抨击，应该先给予患者适当肯定，再分析负面情绪产生的原因及可能带来的影响，帮助患者建立积极向上的心态。另外，可以鼓励或陪伴患者一起参加各种缓解心情的娱乐活动，如看放松的电影、听舒缓动听的音乐、做一些趣味运动、适度打牌或参与游戏等，帮助患者缓解和释放负面情绪和压力。

另外，儿童、青少年患者的自杀问题更为复杂，需要防范冲动性自杀、非自杀性自伤行为。家长应加强与学校的沟通，及时了解孩子的行为与心理变化，最大限度地降低风险。

194. 家属发现抑郁症患者想要自杀怎么办？

当家属发现抑郁症患者想要自杀时，不要过于慌张和害怕，也不要试图强迫他们改变想法，可以做一些力所能及的事情来帮助他们降低自杀风险。

（1）真诚地与患者沟通关于自杀的事情。这种沟通并不会给患者带来自杀企图。采用直截了当的方式询问患者是否有自杀的想法，以及这个想法的强烈程度，了解清楚情况就可以有不同的应对方法。如果患者自杀想法很强烈，并且持续存在，应该及早陪伴患者就医，寻求专业帮助。与患者交流时要坦诚，对其想自杀这件事情不评判，也不回避。交流的时候多倾听，努力理解患者的痛苦，和患者充分共情，使其感到自己对家人的重要性；即便有不一样的看法和观点，也不要处处纠正或告诉他们什么才是对的。

（2）家属可以提供的最好的帮助就是陪伴。有自杀观念甚至行为的患者每天24小时都需要有家人陪伴，根据他们的意愿聊天或沉默——聊天时做热情又富有同理心的倾听者，表达出对他们的关注和爱心即可；沉默时就安静地待在他们身边，陪着就好。需要注意的是，家人的关心要有度，不能过于紧张或过度关注，否则会给患者压力。对于度的把握要根据患者的情况而定，有的患者希望获得较多关注，有的则相反。同时，照顾好患者的饮食起居和日常生活。对拒绝就医的患者，家属可以与患者的医生或治疗师联系，寻求专业帮助。

（3）帮助患者减轻焦虑感。患者在非常焦虑而且烦躁不安的时候，自杀风险更高一些，更有可能去做一些冲动的事情来释放此时此刻的痛苦。家属可以带着患者离开他们的压力源，去一个安静舒适的地方，或者带患者出去散散步，邀请他们一起做一些事情，如打扫卫生、制作手工等，帮助他们分散注意力。

（4）建立社会支持系统。与亲属朋友提前沟通好，定期安排亲属与患者交流，给予患者关心和支持，使患者感受到来自社会的温暖，在情感上得到满足，最大限度地消除他们的悲观心理。

（5）藏起家中的危险物品，如刀片、剪刀等尖锐的物品，还有电源线、绳索、皮带、塑料袋，以及农药等有毒的药剂。保管好药品，不让患者接触到大剂量药物，服药时最好看着他们服用，以免他们藏药。另外，窗户要安装好防护栏。

（6）家属还要照顾好自己。陪伴有自杀想法的患者非常辛苦又耗费精力，家属也需要有情绪出口，得到外部支持，满足自己的需求。如果患者有攻击行为，家属还要注意保护好自己。

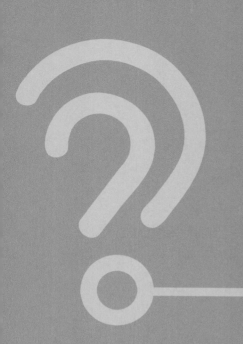

第五章

患者故事

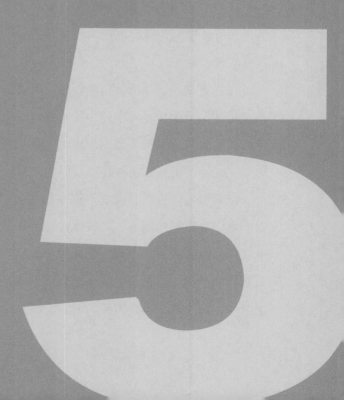

抑郁三年后，我相信那片黑暗不会再来

文 / 阿杰

前几天，一个病友家属问我，看心理医生前需要做什么心理准备。这读起来像个段子，但只有患者才知道，这是真实的。我翻开自己的笔记本，才发现今天是我抑郁症确诊的三周年纪念日。也许很少有人像我一样，会纪念一个看起来不太光彩的日子。

现在的我是一个自由职业者，除了抑郁完全康复，似乎也没有做出太多成绩。同样，也不是每天都很开心。但我很确信，那段时间的黑暗不会再来。三年间，我唯一确定自己收获的，就是这份笃定。

一、我得病，是因为想要的总是"在别处"

从患抑郁至今，我最喜欢的歌手是许巍。他最初的成名歌《在别处》，有段歌词是这样的："爱情像鲜花，它总不开放；欲望像野草，疯狂地生长。"

在我看来，这首歌是抑郁症人群的最佳写照：爱情代表真理，人人都说对，但是生活里发生的事情总是违反真理的；欲望代表我们想要的生活，总是疯狂地生长。我们想要的，无论是精神上的还是物质上的，它永远不在此处，而是"在别处"。

记得当初确诊时，我看了很多相关书籍。尽管刚开始因为吃药，头脑昏沉难以看懂书的内容，但我还是记住了这么几种声音：关于疾病原因，有人说是基因决定的，有人说是原生家庭决定的，还有人说是性格缺陷决定的。他们说得都挺好，有些也挺安慰人，但是，对我们来说，患抑郁既不需要归咎外物、归咎父母，也无须归咎自己。

现在回头来看，身处困境时，你会收到很多建议，而且其中大部分可能都是正确的，但当时就是听不进去，你会觉得那是一种居高临下的要求。记得有个朋友知道我确诊后居家不出、精神萎靡，就跟我说道："我觉得运动运动挺好的。"听后我冲他发了脾气。现在回头看，运动没有问题，朋友也没有问题，甚至我也没有问题，只是正好处于疾病的困境中。

二、康复：我希望把这份"幸运"带给更多的人

也许大家会很感兴趣，我用了什么方法才康复。其实和大家了解的差不多——家庭、朋友的支持，运动，坚持服药，相信医生，晒太阳，参加群体活动，给自己定一个帮助他人的目标等。最重要的一点是，我一路都没有放弃。

还是上面那位朋友，在惹怒我的几天后，给我推荐了一位歌手——许巍。他这个看似无意的举动，却在无数个我走不下去的夜晚，救了我无数次。许巍的故事和歌声，让我对万念俱灰的未来慢慢地建立起一种可贵的信任——虽然我没有见过希望的模样，但我由衷相信，它终有一天会降临回我头上。

也是因为他，在康复之后，我走上了心理健康这条道路。我想把自己的经历和思考分享给大家，希望能帮助更多的病友和家属树立起战胜疾病的信心。

有朋友问我："你什么专业知识都没有，拿什么投身心理健康领域？"我的回答就是，好好活着！活成那个曾经的我们不敢想象的模样，不管做什么，只要活着，于他人都是一种巨大的鼓舞。

作为曾经处于困境中的人，我更能理解那种无助——似乎有很多方法，也有很多只手伸向你，但是你依然一个都抓不住，无助地在世间飘荡。这个时候，如果我能让这些人，哪怕是一个人，升起对未来的信心，哪怕只是一点点，就是我终身奋斗的意义所在。

作为普通人，我们会哀叹命运不公，会埋怨众生皆苦，埋怨自己是最苦的那一个，但是，如果能坚持下去，也许就能见到希望。

从天才走向天台，再从天台走回地上，从绝望嘶吼的《在别处》，到充满希望的《无尽光芒》，许巍走了二十年，我走了三年。

看，我们这群掉进过泥坑的人，没有被淹死，话依然很多，还能唱歌。所以朋友们，不用担心，太阳会升起来，一切都会过去。

别怕，我就在未来等你。

相信专业
的力量

遇到好医生，我真的很幸运

文 / 寒夏

一、首次就诊，医生对我温柔以待

几经辗转，我终于决定去精神卫生中心看病。

说起精神卫生中心，我心里感到有些害怕。说好听点是精神卫生中心，说难听点那就是精神病院。我害怕去了就会被安上"精神病"的标签。但是没有想到，精神卫生中心的医生都很有耐心，也很温柔。

记得有一次我单独去医院，医生耐心与我聊天，开导我说我还年轻，会有美好的未来。耗费了她半个多小时，却没有收挂号费。

后来有一次，我与父母一起去医院。看诊时，医生见我与父母在一起情绪烦躁，就将父母请出了诊室，我感觉自在很多。医生说话很温柔，问了我很多，具体问题我记不清楚了，只记得自己毫无保留地与医生聊了很多。从2014年开始失眠说起，又讲到了近期的睡眠情况、家庭环境、成长经历、生活现状、感受到的压力、做过的自伤行为，以及没有几人知道的轻生行为。医生最终初步诊断我为抑郁症。其实我对这个诊断并不意外。我只是拜托医生与父母谈谈，因为我自己没有办法说服他们。

之后，医生给我开了很多检查单、化验单。在我去缴费的时间里，医生与我父母进行了谈话。我想医生应该告知了他们我的病情，他们聊了许久，谈话期间父母的情绪似乎很激动。等他们谈话结束，在诊室门边，医生当着父母的面对我说："其实你的父母很不错，你要接受他们，好吗？"见我没有回复，她又反复问了我几遍，我无奈地点了点头。

看诊结束，父母没有再说我什么，也没唠叨别的，他们似乎接受我患病的事实了，并且试图做一些改变。

做完了所有的检查，在等报告的过程中，我一直在观察护士对患者的态度，发现她们就好像在照顾小孩一样，耐心又亲切。取完报告见到医生，才知道原来我已经是重度抑郁了。医生给我开了药，我遵照医嘱按时吃药，但是吃药后胖了二十多斤，这让我很排斥吃药。医生一直鼓励我坚持服药，还给我换了吃后不发胖的药，我才不再排斥。

二、坚持治疗，离不开医生的鼓励

和抑郁的抗争漫长且艰辛，在这种抗争中，遇到合适的医生很重要。幸运的是，我第一次就诊就遇到了，并顺顺利利地开始了药物治疗。

三年后的今天，我依然在精神卫生中心看病，依然在吃药，情绪起起落落，在一些特殊的时间点（如高考前后）依然很不好过，某些应激源也还是会让我陷进去。但是好在，高考季很快过去了，近期我也找到了合适的治疗药物，结束了"试药"阶段。

现在，一切都挺好。特别感谢医生，在我每次想放弃时，医生都没有放弃我，一次又一次地鼓励我坚持下去。

自我管理
至关重要

复学，一段奇妙的旅程

文 / 灰灰

不上学岁月静好，一上学鸡飞狗跳。复学是一段奇妙的旅程，会有各种意想不到的状况发生。我从以下七个角度回顾一下自己的个人经历，希望能对朋友们有所帮助。

一、用药

用药需要在促进恢复的同时，兼顾其对学业的影响，这对医生、家长和孩子都是一项极具挑战性的工作。

回校第一天，我有点紧张和小兴奋，就像第一天上幼儿园一样。然而，从第二天开始，失眠、头痛、疲乏、烦躁……各种症状和药物不良反应一个接一个跳了出来。我开始怀疑医生和药物，再加上讨厌嗜睡和发胖、害怕被同学知道、药太难吃等原因，有很多次我尝试停药，想靠自己来应对。结果是，我一次次以为自己可以了，但过几天又崩掉了。在医生和家人的劝说下，我才又重新吃上药。

之后我遵医嘱用药，按时复诊，而且逐渐学会了根据感受来调整自己，情绪状态才趋于稳定。

二、饮食

饮食是容易被忽视的重要环节。身心一体，吃得好，吃得开心，自然会得到好的反馈。

休学期间，我常吃不下饭，而且由于害怕耽误功课，吃饭都会计算时间。后来情况恶化，完全不能吃饭，身体也因此极度虚弱。

复学后我尝试对自己好一点，在吃食上选自己喜欢的，放下紧迫感，细嚼慢咽。每个周末跟母亲一起去吃好吃的，交流各自的生活，这也让我们的关系缓和不少。

三、作息

作息跟用药一样，需要循序渐进地调整，也需要根据实际情况在恢复与学业间掌握平衡。

我经常失眠，孤独与恐惧无处安放，只能与床和手机为伴。除了早醒，我还嗜睡。经常睡了大半天醒来，还觉得睡不够。每天几乎分不清白天和黑夜、梦境和现实。如果被叫醒，常会因不能按时上课而产生深深的负罪感和挫败感。

我用了很长一段时间才调整好作息：早上按时起床，到教室垒起高高的书本"战术"睡觉，实在想听课就去教室后面站着，中午午休一会儿，下午和晚自习学习，晚上十一点半左右吃药睡觉。尽可能不请假。

四、运动

运动其实是我能够在学校坚持下去的重要因素。开始打球是因为某天我无比烦躁而在操场踱步时，被班里打球的男生拉去凑人数。神奇的是，打完球我发现脑子里那团热乎的"糨糊"散开变成了"清凉油"。之后经过多次尝试印证了这种感受，于是我克服球被没收、操场被锁、老师罚站等重重困难，坚持每天打球，无论寒暑。

五、人际关系

复学后所有的关系都需要重建。刚开始与同学和老师都不熟悉，我一个人在教室的角落里坐了一个月，觉得难以适应。后来与几位老师熟悉起来，他们在学习、生活和思想上给我提供了很多帮助。而且家长和老师请了几位活泼的同学来带动我，虽然会觉得他们有点烦，但也因此交到了朋友，我们彼此鼓励，一起进步。

六、学业

回校之初，我上课学不进去，下课不想写作业，理科听不懂，文科记不住，感觉脑子"碎了"，曾经最自信的专注、思维和记忆力感觉都被橡皮擦掉了。第一次月考成绩很差，我又气又急，逃回家躺了好几天。之后我选择了逃避，开始想着等我"好了"再去学习，完全把学习扔在了一边。

但是后来我得到启示，试着把每个科目每个题型都仔细分析，定下目标，先拿能拿的分；放下"面子"去请教老师和同学，改变学习习惯和方法，用大量的时间重复练习，不断总结。就这样，成绩和信心逐渐提升，最后以复学后最好成绩顺利完成高考。

七、思考

为什么要上学？我想每个人在不同时期都会有各自的想法。现实点讲，读书是最稳妥的路，但并不是唯一的路。决定复学就要想办法往前走，边上学，边恢复，边成长。此路不通就换一个。无论走哪条路，路况如何，我们都会拥有爱、希望和勇气，也会有恨、无力和退缩。是这些"好的"与"坏的"带我们来到今天，然后我们再带着这些走到明天。

祝福每位患者朋友可以被很好地照顾，可以被允许往回退，可以被鼓励向前冲，不知进退时可以被陪着一起蹲下来害怕。好好活着，慢慢成长。

家庭/亲友支持不容忽视

父母如何为孩子打造安全基地
——我的知行札记

文 / 笨笨妈

2019年，我的女儿被诊断为重度抑郁、重度焦虑，不得不休学。一开始，我和很多家长一样，无知、无助又无望。困境中，我开始学习，开启了自我成长之路。现在，特将自己的成长经历整理出来，希望能给有着共同境遇的家长们一些启发。

一、倾听

有一门课程叫《表达即是疗愈》，让我很受启发。

在父母和孩子相处中，谁是表达者？谁是倾听者？

需要疗愈的是孩子，因此要把表达的舞台更多地留给孩子。父母的职责是做合格的听众，不打断、不走神、不评判、不建议，用眼神、坐姿、表情来回应孩子。

一旦倾听，看起来无法解决的问题，就有了解决办法，千头万绪的思路也会变得清晰起来。

如果你真的做到倾听孩子，不对他/她评头论足，不替他/她担惊受怕，也不想改变他/她。这就意味着，孩子得到了你的理解，就可以用新的眼光看世界，并继续前进……

二、接纳

常听到家长问：我的孩子想上学，却动力不足，好想帮他，我该怎么办？这简单几句问话，却包含多重诉求，需要我们理清、接纳。

（1）孩子有上学的渴望——我接纳。

（2）孩子遇到了困难——我接纳。

（3）我想做一个好妈妈——我接纳。

（4）我不是万能的，这件事我帮不了孩子，只能看着——我接纳。

接纳当下，也就是与自己和解。有无数种方式可以让自己开心，也有无数条大路可以通向未来。没有什么是不可替代的，除了你。

三、感受

我们总是担忧孩子犯错、跌倒、走弯路，这是因为我们自己的旧伤口没有被很好地照拂，还是因为我们承受了过多的责备，那些话语还在我们耳边缭绕？这些，都会唤起我们不愉快的感受。

困境中的孩子，想要的往往不是父母的快速解救。恰恰相反，孩子想要的是成为解决自身问题的专家。父母的存在，父母的时间，父母的耐心，都能带给孩子良好的感受，从而让他们一生受益。

有很多刚返校的孩子，一次考试后就退缩了。家长很着急："他又退回原点了！我们现在接纳了、倾听了，但还是复学失败了啊！"

如果我们感同身受，会看见孩子在过往的学习经历中，有过太多糟糕的感受，好比未得到父母耐心呵护过的伤口，还没有痊愈。因此，当他回到学校，再次拿起考卷，他心中会涌起什么样的感受？是温柔的力量，还是心有余悸的慌张？

父母存在的意义不是给予孩子舒适和富裕的生活，而是让孩子在想到父母时，内心就会充满力量，从而感受到温暖，拥有克服困难的勇气和能力，并由此获得人生真正的乐趣和自由。

四、觉察

作为家长，我们常会有各种担心。陪伴孩子成了走夜路，鬼影幢幢，时时感到担忧和恐惧，容易被负面情绪左右。

忙碌了一天，回到家，看见日夜颠倒的孩子还在睡觉。你觉得已经胸有成竹，信心满满可以应对，但孩子对你说："妈妈，我又绝望了"。这时，你多半会气得发抖，但心里想的却是："我要怎么帮助他？"

其实，照顾好自己，特别是照顾好自己的负面情绪，就是对孩子最大的帮助。

负面情绪是我们宝贵的一部分，需要好好地看见它、听见它、感受它。我们可以回到当下，关注自己的身体，把它描述出来：我的眼睛快要喷火了；我的胸口像塞满了石头，已经不能呼吸……或者采用正念呼吸、"478呼吸法"、数呼吸等方法来面对它。

总之，允许你的情绪存在，感受它，与它共处。要像树和动物一样，去面对黑暗、暴风雨、饥饿、愚弄、意外和挫折。

五、回应

陪伴孩子的原则中有一条——"有求必应，无求不扰"。很多家长对"有求必应"有疑问：孩子再怎么胡闹，我也要满足他吗？孩子会不会得寸进尺？

其实有求必应，是回应，不是答应。

孩子提出的要求，我们不去评判"合理"或"不合理"，而分为"愿意满足"和"不愿意满足"。能满足的就痛快满足；不能满足的，也要给予回应："孩子，你值得拥有一双运动鞋，并不是你的要求不对，问题在我，是我舍不得，因为我还想换车。如果孩子你能理解，妈妈感谢你对家的付出。"

孩子毕竟是孩子，或许他会因为失望而闷闷不乐、气愤发怒；对此，我们要看见和理解，他还做不到那么豁达大度，他这一刻的情绪是合理的。给孩子，也给我们自己一点时间。

是还是非、对还是错，其实都不重要。重要的是，孩子的所有感受，好的坏的，在爸爸妈妈这里都是被允许的。

六、分离

分离总是痛苦的，但是每一次痛苦分离都是为了成长。

人，生来自由，有选择自己人生的权利。在战胜疾病的旅途中，父母和孩子各有各的课题。父母的课题是修理好让孩子停靠的车站。孩子的课题是自我成长、自我修复、自我完善。

父母把孩子的人生课题还给孩子后，孩子往往会更大胆地探索。我们年少时犯过的、没犯过的，甚至想都不敢想的错，孩子都会义无反顾地去尝试。这真是个步步惊心的阶段啊！但是孩子只有在错误中跌跌撞撞，才能收获属于他/她自己的人生感悟。我们要给孩子试错权，还要做好最后的守护。

当孩子在磕磕绊绊、遭受挫折时，不要插手他的课题，保持祝福和耐心，用"不打扰"来表达你那无法言表的爱。

当孩子受了伤、需要保养、需要加油、需要充电，回到"车站"的时候，父母问问自己："我有没有做好自己的课题？"

最后，用《被讨厌的勇气》中的一句话作为结尾——"可以把马带到水边，但不能强迫它喝水。"

参考文献

[1] HUANG Y Q，WANG Y，WANG H，et al.Prevalence of mental disorders in China：a cross-sectional epidemiological study[J].Lancet Psychiatry，2019，6（3）：211-224.

[2] WEISSMAN M M，BERRY O O，WARNER V，et al.A 30-year study of 3 generations at high risk and low risk for depression[J].JAMA Psychiatry，2016,73（9）：970-977.

[3] 郑毅.中国儿童精神医学的发展与展望 [J].中华精神科杂志，2015，48（3）：147-150.

[4] 中华人民共和国国家统计局.中华人民共和国 2017 年国民经济和社会发展统计公报 [J].中国统计，2018（3）：7-20.

[5] 沈宛颖，曾昱兴，李文豪，等.基于GBD大数据的中国抑郁负担现状和趋势分析[J].职业与健康，2021，37（8）：1087-1092.

[6] 李杰，厉萍.抑郁症患者心理弹性的研究进展 [J].精神医学杂志，2014，27（3）：235-237.

[7] KESSLER R C，BERGLUND P，DEMLER O，et al.The epidemiology of major depressive disorder：results from the national comorbidity survey replication (NCS-R)[J].JAMA，2003，289（23）：3095-3105.

[8] BORGES S，CHEN Y F，LAUGHREN T P，et al.Review of maintenance trials for major depressive disorder：a 25-year perspective from the US food and drug administration[J].J Cli Psychiatry，2014，75（3）：205-214.

[9] RUSH A J，TRIVEDI M H，WISNIEWSKI S R，et al.Acute and longer-term outcomes in depressed outpatients requiring one or several treatment steps：a STAR*D report[J].Am J Psychiatry，2006，163（11）：1905-1917.

[10] 李凌江，马辛.中国抑郁障碍防治指南（第二版）[M].北京：中华医学电子音像出版社，2015.

[11] 吴国伟，刘哲宁.临床评估和抑郁症治疗 [J].中华精神科杂志，2013，46（2）：113-114.

[12] 朱建峰，金卫东.抗抑郁药物的不良反应 [J].医药导报，2018，37（10）：1198-1202.

[13] 张英，崔向丽，杨萍，等.SSRI 和 SNRI 类抗抑郁药的不良反应 [J].中国药物警戒，2010，7（9）：554-556.

[14] 杨文茵，彭敏.抗抑郁类药物的不良反应及处理原则 [J].现代中西医结合杂志，2008，17（26）：4156-4157.

[15] 张丁丁.SSRIs 并不增加青少年抑郁症患者的自杀行为 [J].国外医学情报，2006，

27（3）：15-16.

[16] 唐嵩潇.谈抑郁症的心理干预方法 [J].吉林化工学院学报，2017，34（12）：75-77.

[17] 李睿楠，王刚，周晶晶.抑郁症运动干预治疗的研究进展 [J].中华精神科杂志，2019，52（2）：159-162.

[18] 马坤，刘金美，付翠元，等.运动对抑郁症的干预作用及机制研究进展 [J].中国体育科技，2020，56（11）：13-24.

[19] 翟倩，丰雷，张国富，等.季节性情感障碍与光照疗法研究进展 [J].中国全科医学，2020，23（26）：3363-3368.

[20] CIPRIANI A，ZHOU X Y，DEL GIOVANE C，et al.Comparative efficacy and tolerability of antidepressants for major depressive disorder in children and adolescents：a network meta-analysis[J].Lancet，2016，388（10047）：881-890.

[21] 黄晓艳，王哲.儿童青少年抑郁症的治疗 [J].中国现代医生，2009，47（4）：41-42，60.

[22] 农开磊，潘南方，刘方钰，等.儿童抑郁症的药物治疗研究进展 [J].四川生理科学杂志，2018，40（2）：141-146.

[23] 陶然，纪文博，张惠敏.青少年抑郁症研究新进展 [J].武警医学，2015，26（2）：109-112.

[24] 翟倩，丰雷，张国富.抑郁症患者自身因素对其服药依从性的影响 [J].神经疾病与精神卫生，2020，20（3）：175-178.

[25] 阳璐，陈俊，方贻儒.抑郁症复发预测研究进展 [J].精神医学杂志，2019，32（2）：151-156.

[26] 李竺君，吴文源.抑郁症复发危险因素研究进展 [J].中华行为医学与脑科学杂志，2010（11）：1048-1050.

[27] 刘晓秋，白志军.中国抑郁症患者自杀危险因素的元分析 [J].中国临床心理学杂志，2014，22（2）：291-294，323.

[28] 李·科尔曼.战胜抑郁症：写给抑郁症人士及其家人的自救指南 [M].北京：中国人民大学出版社，2019.

[29] 陶金花，王红欣.内观疗法与森田疗法的比较 [J].医学与哲学，2006，27（19）：54-54,69.

[30] 樊嘉禄，周和岭.森田疗法中的辩证法问题 [J].医学与哲学，2000，21（11）：58-59.

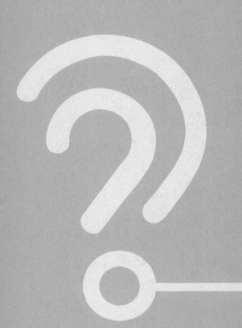

附　录

注　意

　　附录部分罗列的热线、公众号及书籍资源仅供参考！由于篇幅有限，很遗憾无法在本书尽数呈现。目前各地均有针对市民的心理援助热线，各大医院多数也都有自己的患者教育平台，建议读者朋友通过正规的渠道获取专业的信息和帮助。

一、资源中心

1. 援助热线

名称	电话	工作时间	隶属机构
青少年心理咨询和法律援助热线电话	12355	24小时	共青团中央权益部
清华大学心理援助热线	青少年心理专线：4000-100-525再拨2	10:00—22:00	清华大学社会科学院心理学系
北京市心理援助热线	座机拨打：800-810-1117 手机拨打：010-82951332	24小时	北京心理危机研究与干预中心 北京回龙观医院
武汉市精神卫生中心"心心语"心理热线	027-85844666	24小时	武汉市精神卫生中心
上海市心理援助热线	021-12320-5 021-962525	24小时	上海市精神卫生中心
重庆市心理援助热线	023-12320-1 023-96320-1	24小时	重庆市精神卫生中心
天津市心理援助热线	022-88188858	24小时	天津市安定医院
广州市心理援助热线	020-81899120 020-12320-5	24小时	广州市心理危机研究与干预中心
深圳市心理援助热线	0755-25629459	24小时	深圳市精神卫生中心
苏州市心理援助热线	0512-12320-4	24小时	苏州市广济医院
杭州市心理援助热线	0571-85029595	24小时	杭州市第七人民医院

国家心理健康和精神卫生防治中心是经中央编办批准设立的国家卫生健康委直属事业单位，为国家级心理健康和精神卫生防治专业机构。其官网有相关政策法规、相关地区动态，以及丰富的心理精神类疾病宣传教育资源，联系信息如下。

电话：+86-10-64436109

传真：+86-10-64429513

E-mail：cpcc_media@163.com

网址：https://www.ncmhc.org.cn

2. 公众号

名称	简介	二维码
北京大学第六医院抑郁症专病团队	依托于北京大学第六医院抑郁症专病团队的专业精神科医生线上服务平台，旨在最大程度地为抑郁症患者提供全方位的、专业的医疗服务，提高大众对抑郁症的理性认识	
北京回龙观医院	由北京回龙观医院创立，传播精神心理卫生健康知识，为人民精神健康保驾护航	
北京尚善公益基金会	北京尚善公益基金会是国内首家关注精神健康、抑郁症防治及知识普及的公益基金会，此公众号是其搭建的从抑郁防控到泛心理的信息平台	
CJ工作坊	帮助大众了解精神卫生健康常识，尤其是双相障碍、抑郁症、焦虑症等常见情绪问题	
渡过	此精神健康公众号旨在科普知识，记录案例，联合患者、家属，以及医生、心理咨询师等专业人士，共同打造精神疾病患者互助康复社区	
广东省精神卫生中心	承担精神疾病防控、临床、科研、教学、培训、健康教育、国际交流合作及相关信息工作；承担突发公共事件的心理危机干预工作	
上海精神卫生飘扬的绿丝带	飘扬的绿丝带是精神健康的象征！本公众号传播心理健康知识、普及精神卫生专业知识和精神卫生法律知识，同时发布精神卫生公益宣传和培训信息	
武汉市精神卫生中心	由武汉市精神卫生中心创办，提供挂号、心理援助、心理健康教育、疾病科普宣传等服务	
心康乐	中南大学湘雅二医院精神科教授创立，传播心理卫生健康知识，专注心理健康状况评估、心理相关疾病咨询及药物治疗指导	

3. 书籍

书名	作者	出版社
《少有人走的路》	[美]斯科特·派克	北京联合出版公司
《我战胜了抑郁症》	[澳]格雷姆·考恩	人民邮电出版社
《非暴力沟通》	[美]马歇尔·卢森堡	华夏出版社
《穿越抑郁的正念之道》	[英]马克·威廉姆斯 [美]约翰·蒂斯代尔 [加]辛德尔·西格尔 [美]乔·卡巴金	机械工业出版社
《活出生命的意义》	[美]维克多·弗兰克尔	华夏出版社
《伯恩斯新情绪疗法》	[美]戴维·伯恩斯	科学技术文献出版社
《渡过：抑郁症治愈笔记》	[中]张进	中国工人出版社

二、常用自评量表

9条目简易患者健康问卷（PHQ-9）

题目	没有 （分）	有几天 （分）	一半以上时间 （分）	几乎每天 （分）
1.做事时提不起劲或没有兴趣	0	1	2	3
2.感到心情低落、沮丧或绝望	0	1	2	3
3.入睡困难、睡不安或睡眠过多	0	1	2	3
4.感觉疲倦或没有活力	0	1	2	3
5.食欲不振或吃太多	0	1	2	3
6.觉得自己很糟或觉得自己很失败， 或让自己或家人失望	0	1	2	3
7.对事物专注有困难，如阅读报纸或 看电视时	0	1	2	3
8.行动或说话缓慢到引起人们的注 意，或刚好相反，坐卧不安，烦 躁易怒，到处走动	0	1	2	3
9.有不如死掉或用某种方式伤害自 己的念头	0	1	2	3

注：总分0~27分。0~4分，没有抑郁；5~9分，轻度抑郁；10~14分，中度抑郁；15~19分，中重度抑郁；20~27分，重度抑郁。中度及以上抑郁应考虑咨询专业意见，接受积极干预。

［引自：李凌江，马辛.中国抑郁障碍防治指南（第二版）[M].北京：中华医学电子音像出版社，2015.］

儿童抑郁障碍自评量表（DSRSC）

以下问题主要是了解你最近一周的感觉，因此不要考虑怎么回答才"正确"，仅根据你的感觉如实回答，在符合你的那一格打"√"。

	经常	有时	无
1.我像平时一样盼望着许多美好的事情			
2.我睡得很香			
3.我感到我总是想哭			
4.我喜欢出去玩			
5.我想离家出走			
6.我肚子痛			
7.我精力充沛			
8.我吃东西很香			
9.我对自己有信心			
10.我觉得生活没什么意思			
11.我认为我所做的事都是令人满意的			
12.我像平常那样喜欢各种事物			
13.我喜欢与家里人一起交谈			
14.我做恶梦			
15.我感到非常孤单			
16.遇到高兴的事我很容易高兴起来			
17.我感到十分悲哀，不能忍受			
18.我感到非常烦恼			

注：本表适用于7~13岁儿童。共有18个条目，采用3级评分："经常"计2分；"有时"计1分；"无"计0分。其中第1、2、4、7、8、9、11、12、13、16项为反向记分，即"经常"计0分；"有时"计1分；"无"计2分。若总分为13分或以上，儿童可能有抑郁问题。

［引自：冯萍.癫痫儿童焦虑抑郁情绪及多动的评定与临床研究[D].山东：青岛大学，2017.］

老年抑郁评估量表（GDS-15）

以下问题主要是了解你最近一周的感觉，因此不要考虑怎么回答才"正确"，仅根据你的感觉如实回答，每个条目回答"是"或"否"。

评估内容	评分	得分
1.您对您的生活基本上满意吗？	是=1 否=0	
2.您是否常感到厌烦？	是=1 否=0	
3.您是否常常感到无论做什么都没有用？	是=1 否=0	
4.您是否比较喜欢待在家里而较不喜欢外出及不喜欢做新的事？	是=1 否=0	
5.您是否感到您现在生活得没有价值？	是=1 否=0	
6.您是否减少很多的活动和嗜好？	是=1 否=0	
7.您是否觉得您的生活很空虚？	是=1 否=0	
8.您是否大部分时间精神都很好？	是=1 否=0	
9.您是否害怕将有不幸的事情发生在您身上？	是=1 否=0	
10.您是否大部分时间都感到快乐？	是=1 否=0	
11.您是否觉得您比大多数人有较多记忆的问题？	是=1 否=0	
12.您是否觉得"现在还能活着"是很好的事情？	是=1 否=0	
13.您是否觉得精力充沛？	是=1 否=0	
14.您是否觉得您现在的情况是没有希望的？	是=1 否=0	
15.您是否觉得大部分的人都比您幸福？	是=1 否=0	

注：总分0～15分。1～4分，不考虑抑郁；5～9分，可能抑郁症；≥10分，抑郁症。

［引自：Sheikh JI, Yesavage JA.Geriatric depression scale(GDS)：Recent evidence and development of a shorter version.Clinical Gerontologist，1986，5：165-173］

认知功能缺陷自评量表（PDQ-D）

以下这些描述的是人们在记忆力、注意力或集中度方面可能遇到的问题，请根据过去7天的情况选择最适合自己的答案，在符合你你的那一格打"√"。

题目	过去7天从来没有	很少（1~2次）	有时（3~5次）	经常（几乎每天1次）	很经常（大于每天1次）
1.说话时忘记刚才说到哪了					
2.很难记得别人的名字，甚至是你已经见过几次的人					
3.忘记进屋是干什么					
4.很难把事情条理化					
5.在谈话中对别人说的话很难集中注意力					
6.忘记是否做过某事					
7.忘记安排好的会议或约会					
8.很难计划今天要做什么					
9.阅读的时候很难集中注意力					
10.忘记过去24小时你做过的事情					
11.忘记日期，除非你查看过					
12.即使有很多事情要做，也很难开始					
13.发现你心不在焉					
14.打完电话之后忘记交谈的内容					
15.忘记日常生活中的一些事，如锁门、关水炉灶或是定闹钟					
16.感觉大脑一片空白					
17.即使看了几秒仍很难记住数字					
18.忘记两三天前做过的事情					
19.忘记吃药					
20.很难做决定					

［引自：中华医学会精神医学分会神经障碍研究协作组.抑郁障碍认知症状评估与干预专家共识[J].中华精神科杂志，2020，53（5）：369-376.

SRISURAPANONT M, SUTTAJIT S, EURVIRIYANUKUL K, et al. Discrepancy between objective and subjective cognition in adults with major depressive disorder[J].Sci Rep, 2017, 7 (1)：3901.］

席汉残疾量表（SDS）

一项简便的面向患者残疾和缺陷方面的测量评估表，请在下面每一项的数字上勾选。

工作*/学习
相关症状已经影响到日常工作/学习：

| 完全没有 | | 轻度 | | | 中度 | | | 重度 | | 非常严重 |

| 0 | 1 | 2 | 3 | 4 | 5 | 6 | 7 | 8 | 9 | 10 |

由于存在与疾病无关的原因，我在以往的工作/学习周期内没有参加任何工作。
*工作类型包括有偿、无偿志愿者及培训者。

社会生活
相关症状已经影响到社会生活和休闲活动

| 完全没有 | | 轻度 | | | 中度 | | | 重度 | | 非常严重 |

| 0 | 1 | 2 | 3 | 4 | 5 | 6 | 7 | 8 | 9 | 10 |

家庭生活/责任
相关症状已经影响到家庭生活/责任

| 完全没有 | | 轻度 | | | 中度 | | | 重度 | | 非常严重 |

| 0 | 1 | 2 | 3 | 4 | 5 | 6 | 7 | 8 | 9 | 10 |

虚耗天数

上周有多少天因症状导致您无法上学或工作或使您无法履行正常的日常职责？ _____

工作效率低下天数

上周有多少天您因症状而感到功能严重受损，即使您去上学或工作，您的工作效率还是下降了？ _____

［引自：李凌江，马辛.中国抑郁障碍防治指南（第二版）[M].北京：中华医学电子音像出版社，2015.］

斯奈思–汉密尔顿快感量表（SHAPS）

本量表为自评问卷，请您依据最近一段时间对现实中或者想象中发生的情景所感受到的快乐体验做出评定（请在相应的位置打"√"）。

题目	非常同意（分）	同意（分）	不同意（分）	非常不同意（分）
1.我喜欢看电视或听广播	1	2	3	4
2.和家人或亲密的朋友在一起我感到很快乐	1	2	3	4
3.我能从平常的爱好和消遣中得到乐趣	1	2	3	4
4.我仍然喜欢我平常的食物	1	2	3	4
5.我能从热水澡或淋浴中得到放松	1	2	3	4
6.闻到花香或者清新的海风或者新鲜出炉的面包我会觉得高兴	1	2	3	4
7.我喜欢看到其他人的微笑	1	2	3	4
8.我欣赏自己的穿着打扮	1	2	3	4
9.我仍然喜欢阅读书籍、杂志或报纸	1	2	3	4
10.我仍然喜欢喝咖啡或茶或其他饮料	1	2	3	4
11.我喜欢从小处发现生活的乐趣，如明亮的阳光、朋友电话的问候	1	2	3	4
12.我喜欢外面亮丽的风景	1	2	3	4
13.我能够助人为乐	1	2	3	4
14.当别人赞美我时，我会感到很愉悦	1	2	3	4

注：总分14～56分，总分越高，表明快感缺乏程度越严重。

［引自：胡旭强，钱敏才，林敏，等.斯奈思-汉密尔顿快感量表中文版测评抑郁症患者的效度和信度[J].中国心理卫生杂志，2017，31（8）：625-629.］

艾森贝格抗抑郁药不良反应量表（SERS）

请根据自己的实际情况及反应，选择最符合目前身体状况的答案。

项目	选项
1.躯体疲倦	（0）无；（1）轻度疲劳，但不需要额外的休息；（2）有时或非常疲劳而不得不卧床和休息；（3）整天卧床
2.头痛（不管是否用了解痛药）	（0）无；（1）偶尔；（2）持续性中度头痛或偶尔严重头痛；（3）持续的严重头痛
3.睡眠障碍（不管是否用了安眠药）	（0）正常睡眠；（1）轻度睡眠障碍；（2）只睡3小时；（3）睡眠少于3小时
4.头晕	（0）无；（1）偶尔轻度头晕；（2）持续性轻度头晕；（3）持续性头晕而不得不躺下
5.直立性虚脱	（0）无；（1）轻度；（2）中度；（3）重度
6.心悸	（0）无；（1）稍有些心悸；（2）有时心悸；（3）经常心悸
7.震颤	（0）无；（1）轻度震颤，活动不受到损伤；（2）中度震颤；（3）严重的震颤
8.出汗	（0）正常；（1）轻度增加（手心湿）；（2）明显增加（衣服湿）；（3）出汗甚多（多次换衣服）
9.口干	（0）无；（1）有些，但没有主观的不适感；（2）明显，但不严重或不觉痛苦；（3）严重，说话困难
10.便秘	（0）无；（1）有些便秘；（2）确实有便秘问题；（3）4天或4天以上没有排便运动
11.排尿障碍	（0）无；（1）排尿有些困难；（2）在排空膀胱时确有困难，需要治疗；（3）尿潴留
12.嗜睡	（0）无；（1）轻度；（2）中度，对日常生活有些妨碍；（3）严重，影响每日的常规工作
13.性功能障碍	（0）无；（1）轻度损伤；（2）中度损伤；（3）严重损伤
14.其他症状	（0）无；（1）轻度；（2）中度；（3）重度

注：所有项目均采用0～3分的4级评分法，各项的标准为：（0）无；（1）轻度；（2）中度；（3）重度。

［引自：李凌江，马辛.中国抑郁障碍防治指南（第二版）[M].北京：中华医学电子音像出版社，2015.］

中文版8条目Morisky服药依从性量表（MMAS-8）

评估内容	选项	计分
1.您是否有时忘记服药	是=0 否=1	
2.在过去的2周内，是否有一天或几天您忘记服药	是=0 否=1	
3.治疗期间，当您觉得症状加重或出现其他症状时，您是否未告知医生而自行减少药量或停止服药	是=0 否=1	
4.当您外出旅行或长时间离家时，您是否有时忘记随身携带药物	是=0 否=1	
5.昨天您服药了吗	是=1 否=0	
6.当您觉得自己的症状已经得到控制，您是否停止过服药	是=0 否=1	
7.您是否觉得要坚持治疗计划有困难	是=0 否=1	
8.您觉得要记住按时按量服药很困难吗	从不=1 偶尔=0.75 有时=0.50 经常=0.25 所有时间=0	

　　注：满分为8分；得分<6分，依从性差；得分6~8分，依从性中等；得分8分，依从性好。

　　［引自：崔淑节，李湘萍，陈嘉兴，等.中文版服药依从性量表评价高血压门诊患者服药依从性的信度与效度研究[C].护理管理杂志，2018，18（2）：93-96，111.英文原版来源：MORISKY DE，ANG A，KROUSEL-WOOD M，et al. Predictive validity of a medication adherence measure in an outpatient setting [J].J Clin Hypertens（Greenwich），2008，10（5）：348-354.］

焦虑症筛查量表（GAD-7）

在过去的两周里，你生活中以下症状出现的频率有多少？请在相应的位置打"√"。

题目	没有（分）	有几天（分）	一半以上时间（分）	几乎天天（分）
1.感到紧张，焦虑或急切	0	1	2	3
2.不能够停止或控制担忧	0	1	2	3
3.对各种各样的事情担忧过多	0	1	2	3
4.很难放松下来	0	1	2	3
5.由于不安而无法静坐	0	1	2	3
6.变得容易烦恼或急躁	0	1	2	3
7.感到似乎将有可怕的事情发生而害怕	0	1	2	3

注：总分0~21分；0~4分，没有焦虑症；5~9分，可能有轻微焦虑症；10~13分，可能有中度焦虑症；14~18分，可能有中重度焦虑症；19~21分，可能有重度焦虑症。

［引自：美国精神医学学会.精神障碍诊断与统计手册（第五版）[M].张道龙等，译.北京：北京大学出版社，2015.］

三、常用抗抑郁药物

常用的抗抑郁药物

分类	药物类别	常用药物名称
一线药物	选择性5-羟色胺再摄取抑制剂（SSRI）	氟西汀、帕罗西汀、舍曲林、氟伏沙明、西酞普兰和艾司西酞普兰等
	选择性5-羟色胺和去甲肾上腺素再摄取抑制剂（SNRI）	文拉法辛、度洛西汀和米那普仑等
	去甲肾上腺素能和特异性5-羟色胺能抗抑郁剂（NaSSA）	米氮平
	去甲肾上腺素与多巴胺再摄取抑制剂（NDRI）	安非他酮
	褪黑素受体激动剂	阿戈美拉汀
	多模式抗抑郁药	伏硫西汀
二线药物	5-羟色胺平衡抗抑郁剂（SMA）	曲唑酮
	选择性去甲肾上腺素再摄取抑制剂（NRI）	瑞波西汀
	选择性5-羟色胺拮抗/再摄取抑制剂（SARI）	噻奈普汀
	三环类抗抑郁药（TCA）	丙米嗪、氯米帕明、阿米替林、去甲替林、多塞平等
	四环类抗抑郁药（HCA）	马普替林和米安色林
植物药与中药	—	圣·约翰草提取物片、舒肝解郁胶囊和巴戟天寡糖胶囊

注：参考2016年《CANMAT临床指南：成人抑郁症的管理》和2015年《中国抑郁障碍防治指南（第二版）》。